여성에게 효과적인 최상의 운동법

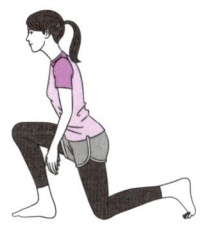

JOSEI GA ISHI NI UNDO SHINASAI TO IWARETARA SAISHO NI YOMU HON
written by Shuichi James Nakano, Eri Ito
Copyright © 2019 by Shuichi James Nakano. All rights reserved.
Originally published in Japan by Nikkei Business Publications, Inc.
Korean translation rights arranged with Nikkei Business Publications, Inc.
through BC Agency.

이 책의 한국어판 번역권은 BC에이전시를 통해 저작권자와 독점계약을 맺은 랜딩북스에 있습니다.
저작권법에 의해 한국 내에서 보호를 받는 저작물이므로 무단전재와 복제를 금합니다.

여성에게 효과적인 최상의 운동법

초판인쇄 | 2023년 4월 21일
초판발행 | 2023년 4월 28일

지 은 이 | 나카노 제임스 슈이치
감　　수 | 이토 에리
옮 긴 이 | 박재현
펴 낸 이 | 고명흠
펴 낸 곳 | 랜딩북스

출판등록 | 2019년 5월 21일 제2019-000050호
주　　소 | 서울시 서대문구 세검정로1길 93, 벽산아파트 상가 A동 304호
전　　화 | (02)356-8402 / FAX (02)356-8404
E-MAIL | landingbooks@daum.net
홈페이지 | www.munyei.com

ISBN 979-11-91895-22-3 (13510)

※ 이 책의 내용을 저작권자의 허락없이 복제, 복사, 인용, 무단전재하는 행위는 법으로 금지되어 있습니다.
※ 잘못된 책은 바꾸어 드리겠습니다.

피지컬 트레이닝 분야 최고 전문가가 알려주는

여성에게 효과적인 최상의 운동법

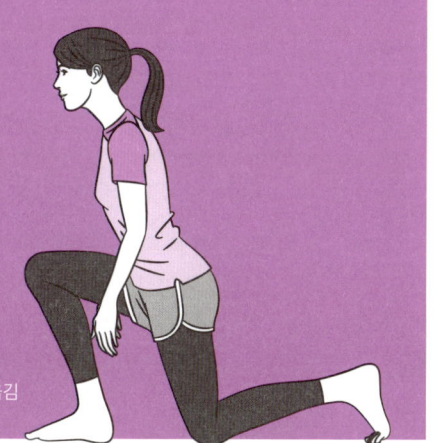

나카노 제임스 슈이치 지음 | 이토 에리 감수 | 박재현 옮김

들어가는 글

여성의 건강을 위협하는 '최대의 적'

'운동은 건강에 좋다.' 이것은 누구나 잘 알고 있다. 그래서 '건강을 위해 어떻게든 시간을 내어 운동하는 것이 좋겠다'고 생각한다.

그럼에도 바빠서 도저히 운동할 시간을 낼 수 없다거나 어떻게 운동하면 좋을지 모르겠다며, 자꾸 나중으로 미루기만 하고 운동을 시작하지 못하는 사람이 많을 것이다.

그런 사람들이 건강검진을 받고 의사에게 '운동 좀 하셔야겠어요'라는 말을 들었을 때 무엇을 어떻게 하면 좋을지를 정리한 것이, 앞서 집필한 《의사에게 '운동하세요'라는 말을 들었을 때 제일 처음 읽는 책》이다.

그 책은 남녀 모두가 참고할 수 있도록 썼는데, 굳이 말하자면 '회사 일로 바쁜 직장인 남성'을 독자로 상정하고 원고를 집필했다.

그런데 막상 뚜껑을 열어보니 그 책을 읽은 사람은 남성이 40%, 여성이 60%였다.

아마도 건강에 대한 의식은 남성보다 여성이 더 높아서, 의사에게 '운동 좀 하시라'는 조언을 들었을 때에도 진지하게 '운동하자'고 결심하는 사람이 많았던 까닭일 것이다.

그래서 이번에는 오롯이 여성을 위하여 책을 쓰게 되었다.

그것이 지금 당신이 손에 들고 있는 바로 이 책《여성에게 효과적인 최상의 운동법》이다.

여성을 위해 이 책을 쓰겠다고 결심한 이유는 여성들의 강력한 요청이 있었기 때문이다.

그것은 여성이 남성보다 걸리기 쉬운 병이 있다거나 여성에게 쉬운 운동법이 따로 있다는 것만이 아니라, 여성이 자신의 건강을 위해 운동을 할 때 무엇보다 위협이 되는 요인, 즉 '최대의 적'이 따로 있기 때문이다.

그게 무엇일까?

먼저 여성은 남성과 비교하여 운동하는 습관을 가지고 있는 사람이 많지 않다는 사실이다. 결국, 운동하는 데 익숙하지 않다면 '운동하세요'라는 말을 들어도 무엇을 어떻게 하면 좋을지 몰라 당혹스러울 수밖에 없다.

'설마, 거리를 달리거나 걷는 여성이 얼마나 많은데…'라고 생각할지 모른다.

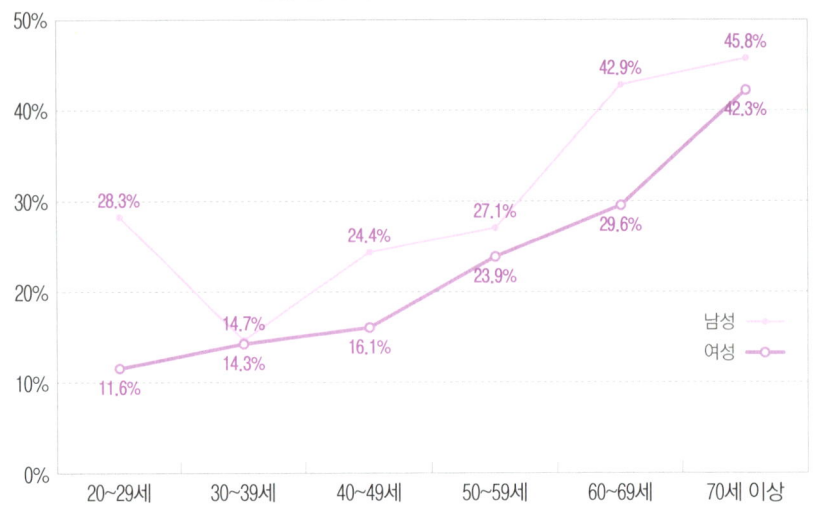

　스포츠센터에서도 댄스나 요가뿐 아니라 운동기구를 사용하여 열심히 근력 운동을 하는 여성을 많이 볼 수 있다.
　그렇지만 운동하는 습관이 없는 여성의 비율이 높은 것은 틀림없는 사실이다.
　그래프를 보자. 이것은 일본 후생노동성이 발표한 〈국민건강·영양조사〉에서 '운동 습관이 있는 사람의 비율'을 나타낸 그래프이다.
　20대 여성 가운데 겨우 11.6%만이 운동 습관을 가지고 있었다.
　30대는 14.3%, 40대는 16.1%이고, 50대는 23.9%로 다소 높다. 그리고 어느 연령대의 여성이든 모두 또래 남성보다 그 비율이 낮았다(여기서 '운동 습관이 있다'는 의미는 주 2회 이상, 1회 30분 이상 운동하는 것을 말한다).

즉 건강에 대한 의식이 높아 적극적으로 운동하려는 여성이 적지는 않지만, 대다수의 여성들은 습관적으로 운동하는 것이 아니다.

그중에는 지금까지 살아오는 동안 학교 체육 수업 외에 운동이라고는 거의 해본 적 없다고 말하는 여성도 있을 것이다.

이래서는 의사가 '운동하세요'라고 말해도 무엇을 어떻게 하면 좋을지 몰라서 당혹감을 느끼는 사람이 속출하는 것도 당연한 게 아닐까.

여기에 여성의 건강을 저해하는 또 다른 요인으로 꼽을 수 있는 건, 여성 가운데에는 근력이 부족한 사람이 많다는 사실이다.

'당신은 충분한 근력이 있다고 생각하십니까?'라고 묻는다면 상당수의 여성이 '그렇지 않다'고 답할 것이다.

그에 앞서 어쩌면 많은 여성들이 '근력이 필요하다'고 생각해본 적도 없을 것이다. 한 번도 근력을 키우기 위한 운동을 해본 적이 없다고 말하는 사람도 있을 것이다.

그러나 여성에게 흔히 나타나는 신체적 부조(不調)는 대개 '근력 부족'이 그 원인이라, 부조를 개선하기 위해서는 근력을 키워야 한다. 어깨가 결리거나 다리가 붓는 것도 근력이 부족한 상태에서는 근본적으로 해소되지 않기 때문에 반복하여 재발한다. 여성에게 흔히 볼 수 있는 피하지방형 비만 역시 근육량이 적다면 지방을 효율적으로 연소시킬 수 없다.

근육을 단련하여 근력 부족을 개선하는 것이 건강을 위해 매우 중요하다고 말할 수 있다.

이 책에서는 운동하는 습관을 자기 것으로 만들어 운동 부족을 해소하고 부족한 근력을 향상시키는 일이 얼마나 중요한지 몇 번이고 거듭하여 전하게 될 것이다.

꾸준한 운동으로 근육을 단련하다니, 본인에게는 도저히 무리라고 생각하는 사람도 적지 않을 것이다.

그 마음, 충분히 잘 안다. 그러나 여성을 괴롭히는 여러 가지 신체적 부조와 여성이 걸리기 쉬운 병은 운동 부족 및 근력 부족과 밀접하게 관련되어 있다. 그것은 몇 번을 강조해도 부족할 정도이다.

그러므로 바빠서 운동할 시간을 낼 수 없다거나 어떻게 운동하면 좋을지 모르겠다고 말하는 사람을 위해 단시간에 효율적으로 운동하는 요령과 효과적으로 운동하는 방법에 대하여 가능한 한 알기 쉽게 설명하려고 한다.

이 책의 내용이 의학적으로 보다 정확할 수 있도록 게이오 대학 의학부 스포츠의학 종합센터의 의사인 이토 에리(伊藤恵梨) 님에게 감수를 부탁했다.

또한 여성이 출산 전후에 어떤 운동을 어떻게 하면 좋은지를 설명하는 부분은 같은 센터의 의사인 다바타 쇼고(田畑尚吾) 님에게 조언을 구했다.

이 책을 통해 많은 여성들이 혼자서 운동을 시작하여 스스로 건강한 몸을 만들기 위한 첫걸음을 내딛게 된다면 무엇보다 기쁘겠다.

나카노 제임스 슈이치

독자들을 위한 특별한 혜택!

스마트폰으로 QR코드를 찍으면 이 책에서 소개한 운동법의 동영상을 보실 수 있습니다. (https://nkbp.jp/naka2)
ID(아이디): gooday ・ PW(비밀번호): 19071946

차례

들어가는 글 … 4
내게 필요한 운동 한눈에 찾아보기 … 14

PART 1 '건강'을 위해서는 '근육'이 필요하다

'1일 1만 보', '가벼운 근력 트레이닝'을 꾸준히 해도 성과가 나타나지 않는 이유 … 20

피하지방형 비만 지방을 빼기 위해서는 먼저 근육을 늘리는 것이 지름길 … 26

피하지방형 비만을 해소하기 위한 하반신의 근력 트레이닝
엉덩이 들기(양다리) 30 • 엉덩이 들기(한쪽 다리) 31 • 어덕션 32 • 부엌에서 스쿼트 33 • 의자에 손을 짚고 외다리 스쿼트 34

피하지방형 비만을 해소하기 위한 스텝박스 운동
기본 스텝 35 • 기본 & 무릎 올리기 36 • 스트래들 37 • 스트래들 & 무릎 올리기 38

마른 사람일수록 근육량을 늘려 건강하게! … 39

| 운동기능저하 증후군 | 근육량이 적다면 젊어도 운동기능저하 증후군이 될 수 있다? | 44 |

| 운동기능저하 증후군 예방을 위한 트레이닝 | 슬로우 의자 스쿼트 47 • 반동을 이용한 의자 스쿼트 48 • 슬로우 스플릿 49 • 반동을 이용한 프런트 런지 & 백 런지 50 • 밸런스 트레이닝 52 |

| 골다공증 | 과도한 다이어트로 골다공증 예비군이 급증하고 있다! | 53 |

| 골다공증 예방을 위한 운동 | 허리를 낮춰 워킹 56 • 앉았다 점핑하기 57 • 역(逆)스플릿 점프 58 |

'거친 식사'나 '단식'으로는 건강해질 수 없다? 59

요가만으로 운동이 된다? 이상적으로는 근력 트레이닝과 유산소운동도 65

[칼럼] 아랫배만 나온 사람은 자궁근종 · 난소낭종일지도? 69

PART 2 '어깨결림'을 해소하는 동적 스트레칭과 근력 트레이닝

| 어깨결림 | 마사지를 받아도 근본적인 해결은 되지 않는다! | 72 |

| 어깨결림을 풀어주는 동적 스트레칭 | 견갑골의 삼각운동 78 • 견갑골의 원운동 79 • 견갑골의 삼각운동 & 원운동 80 • 견갑골의 서클 운동 81 • 팔꿈치 당기기와 고개 숙이기 82 |

| 어깨결림을 해소하기 위한 어깨 주변의 근력 트레이닝 | 옆으로 올리기 83 • 어깨 올리기 84 |

[칼럼] '저혈압'이나 '빈혈'로 인한 어깨결림에도 주의! 85

PART 3 '다리 부종'도 근력 부족이 원인

다리 부종 운동으로 다리의 부종을 말끔히 해소하자! 88

하지정맥류나 심장·신장 질환이 원인일 수 있다! 93

다리의 부종을 해소하기 위한 운동 프런트 런지 96 · 사이드 런지 98 · 종아리 근육 운동 100

PART 4 무너진 '자율신경의 균형' 회복하기

자율신경의 혼란 자율신경의 문제는 일을 줄여도 개선되지 않는다? 104

점진적 근육이완법 의자에 앉아서 '손'의 근육이완 110 · 의자에 앉아서 '어깨'의 근육이완 111 · 의자에 앉아서 '양손 뻗기'의 근육이완 112 · 서서 '온몸 기지개'의 근육이완 113

PART 5 갱년기에 하면 좋은 운동

갱년기 증상 호르몬의 커다란 변동이 심신에 여러 증상을 일으킨다 116

PART 6 출산 전후에 하면 좋은 운동

'임신 중에 운동은 좋지 않다'는 시대에 뒤떨어진 조언? 124

[칼럼] 운동으로 자궁암·유방암을 예방할 수 있다? 129

PART 7 몸이 뻣뻣한 사람은 스트레칭을 하는 것이 좋다?

'몸을 앞으로 구부릴 수 없는 것은 몸이 뻣뻣하기 때문'이라는 생각은 선입견이다! 132

4대 근육의 유연성 체크 햄스트링(허벅지 뒤쪽) 135 • 대퇴사두근(허벅지 앞쪽) 136 • 대전근(엉덩이) 137 • 고관절 내전근군(허벅지 안쪽) 138

움직이기 쉬운 부위의 스트레칭만으로 만족하지 말 것! 139

근육을 늘리기만 하는 스트레칭은 준비운동으로 충분하지 않다 143

PART 8 건강하게 살을 빼기 위한 운동과 식사

복부나 팔뚝만 날씬하게 만드는 '부분 다이어트'는 가능할까? 150

근육을 키우기 위해서는 단백질과 당질을! 154

PART 9 나이가 들수록 느껴지는 '체력 저하'의 정체

편한 생활로 인해 체력이 저하되는 악순환에서 벗어나자 160

생각대로 몸이 움직이지 않는다… 나이가 들면 약해지는 '교치성' 165

PART 10 Q&A로 운동에 관한 고민 해결 170

참고문헌 178

| 내게
필요한 운동
한눈에
찾아보기 |

PART 1

피하지방형 비만을 해소하기
위한 하반신의 근력 트레이닝
p.30

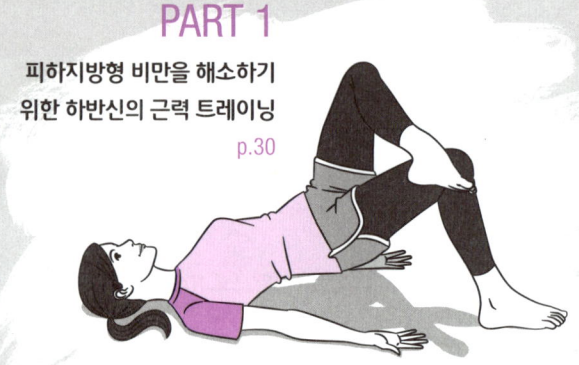

PART 1

피하지방형 비만을 해소하기
위한 스텝박스 운동
p.35

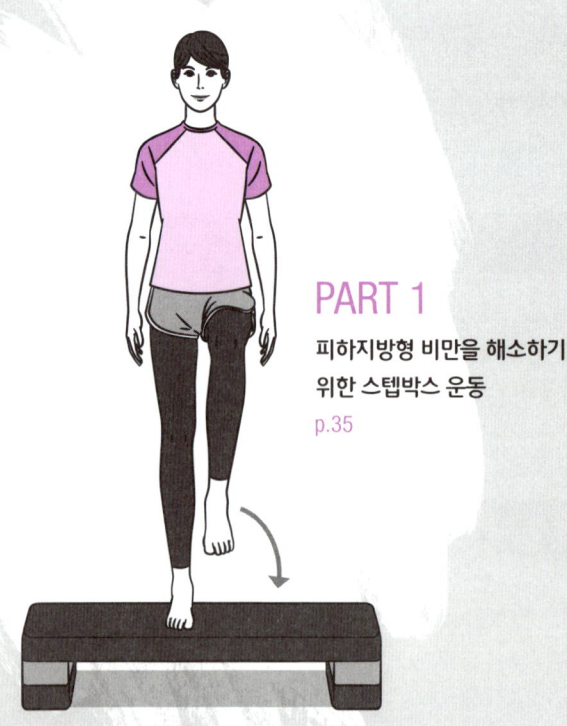

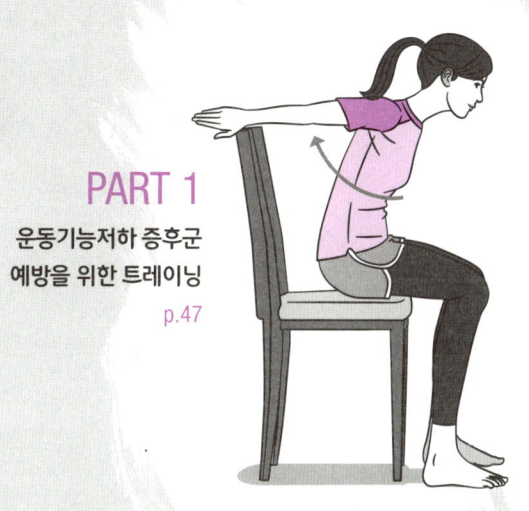

PART 1
운동기능저하 증후군
예방을 위한 트레이닝
p.47

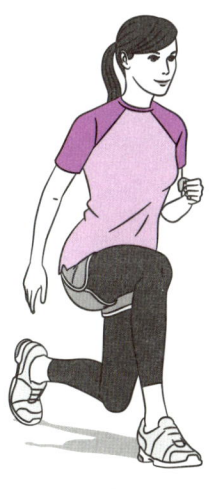

PART 1
골다공증 예방을
위한 운동
p.56

| 내게
필요한 운동
한눈에
찾아보기 |

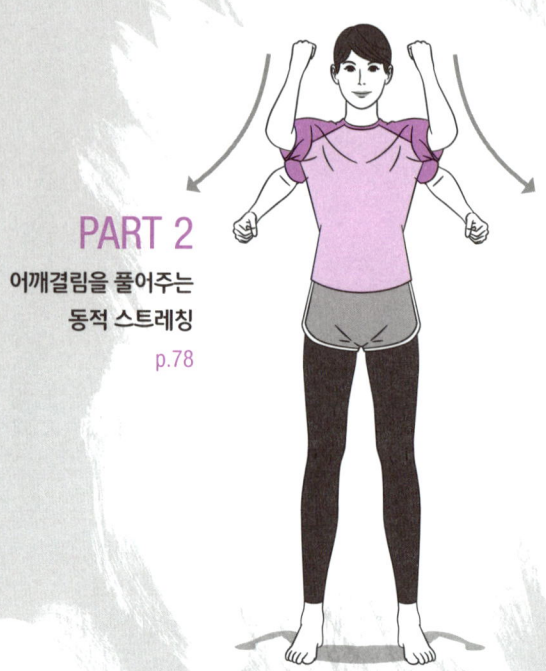

PART 2
어깨결림을 풀어주는
동적 스트레칭
p.78

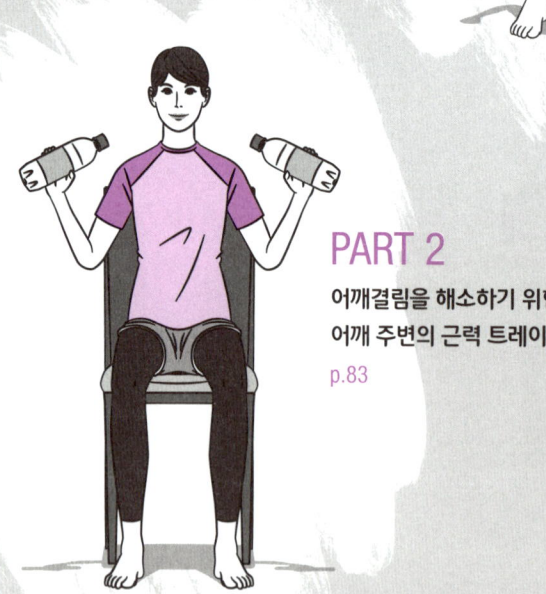

PART 2
어깨결림을 해소하기 위한
어깨 주변의 근력 트레이닝
p.83

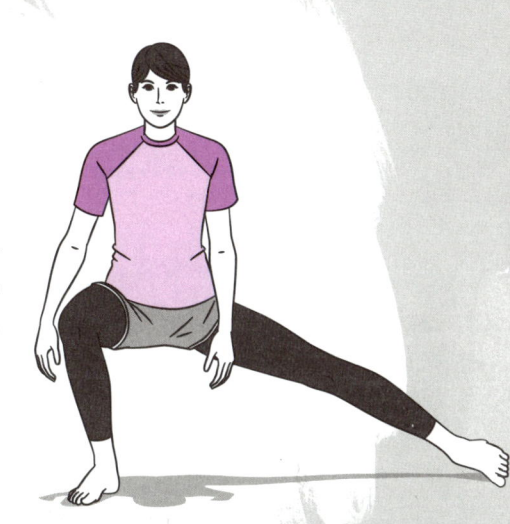

PART 3
다리의 부종을
해소하기 위한 운동
p.96

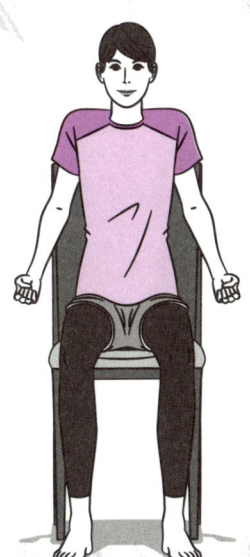

PART 4
점진적 근육이완법
p.110

내게 필요한 운동 한눈에 찾아보기 17

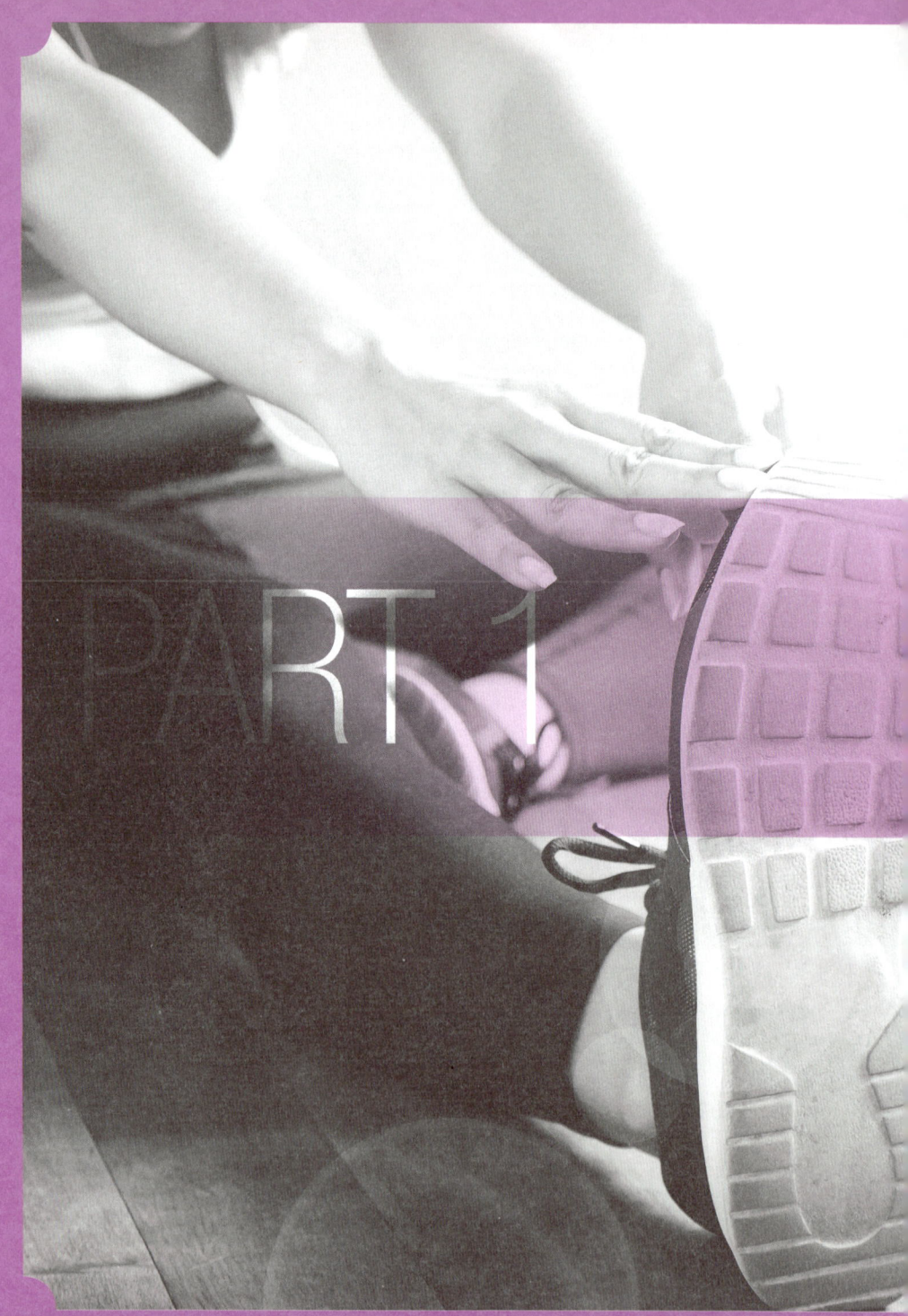

'건강'을 위해서는 '근육'이 필요하다

'1일 1만 보',
'가벼운 근력 트레이닝'을
꾸준히 해도 성과가 나타나지
않는 이유

    운동이 건강에 좋다는 건 누구나 잘 알고 있다.

    비만을 해소하고 생활습관병을 예방하거나 누워 지내는 생활을 피하기 위해서라도 운동은 필요하고, 다리와 허리를 튼튼하게 단련하기 위해서라도 일상적으로 운동해야 한다는 것쯤은 다들 잘 알고 있다.

    그렇다고 해서 누구나 효과적으로 운동을 하고 있는 것은 아니다.

    '바빠서 운동할 시간을 낼 수 없다'거나 '도대체 무엇을 어떻게 하면 좋을지 모르겠다'며 운동을 차일피일 미룰 뿐 시작도 하지 못한 채 멈춰 있는 사람도 있다.

    여기서 용기 내어 첫걸음을 내딛어 운동을 시작했지만 운동의 성과를 전혀 느끼지 못하는 사람도 매우 많다.

    운동을 하고 있는데 기대했던 것처럼 살이 빠지지 않는다. 건강검진의 수치가 조금도 개선되지 않는다. 계단을 오르면 숨이 차다⋯.

어째서 이 같은 일이 일어나는 것일까?

그 이유는 많은 사람이 '나는 운동하고 있다'는 착각에 빠져 있기 때문이다.

세상에는 건강에 관한 정보가 넘쳐난다. '지하철을 이용한다면 한 정거장 전에 내려서 걷자!'거나 '집안일을 할 때에 동작에 주의하면 근력 트레이닝이 된다' 같은 말을 흔히 듣는다. 그러나 한 정거장 전에 내려서 걷거나 집안일을 하며 근력 트레이닝을 하려고 해도 그 운동 강도가 너무 낮으면 '운동한다'는 목적을 달성할 수 없다.

물론 한 정거장 전에 내려서 걷는 것이 전혀 효과가 없는 것은 아니다. 우리가 운동하는 목적은 여러 가지이다. 스트레스를 해소하거나 온몸의 혈액순환을 개선하여 신진대사를 촉진하기 위해서라면 운동 강도가 낮은 느긋한 워킹이나 근력 트레이닝으로도 충분히 좋다.

하지만 비만 해소나 생활습관병이나 운동기능저하 증후군에 대처하기 위한 운동, 건강검진 수치를 개선할 목적으로 하는 운동이라면 낮은 강도의 워킹이나 근력 트레이닝만으로는 효과를 기대할 수 없다.

따라서 운동할 시간이 없는 사람일수록 운동 강도를 높여야 한다. 강도가 낮은 운동을 그저 찔끔하는 정도라면 '나는 운동하고 있다'는 착각에 빠져 있을 뿐, 그 성과를 얻기는 힘들다.

'근육이 생기지 않는' 운동은 아무리 해도 의미가 없다?

어느 정도 강도가 있어서 원하는 성과를 얻을 수 있는 운동이란 어떤 것일까?

그 기준으로 '근육이 생기는가'를 꼽을 수 있다. 느긋한 운동으로 전신의 혈행을 개선할 수 있을지는 몰라도 근육은 좀처럼 생기지 않는다.

최근에는 사실 '건강하기 위해서는 근육이 중요하다'는 것이 강조되고 있다.

인체의 근육량은 20~30대를 정점으로 하여, 특히 하반신을 중심으로 점차 저하된다. 30대 이후에는 연간 약 1%씩 낮아진다는 연구도 있다. 결국, 아무것도 하지 않으면 근육량은 줄어들기만 할 뿐이다.

근육량이 줄면 어떤 일이 일어날까?

예컨대, 돌봄이나 보살핌이 필요하게 된 원인의 약 30%가 '운동기관의 기능저하'라고 생각할 수 있다. 운동기관이란 근육이나 뼈, 관절을 비롯하여 우리 몸의 움직임에 관여하는 신체기관을 통틀어 이르는 말이다. 결국, 근력 트레이닝으로 근육량을 유지하고 다리와 허리를 단련하여 몸이 원활히 움직이게 하면 몸져눕는 생활을 예방할 수 있다.

게다가 근력 트레이닝이 치매를 예방하는 데에도 효과가 있다는 연구 결과도 있다. '운동 부족'은 알츠하이머형 인지증의 위험인자이며, 근력 트레이닝이나 유산소운동으로 근육을 자극하여 혈행을 개선하면 뇌의 활동성이 높아져서 인지증을 예방할 수 있다는 것이다.

그렇다고 해도 몸져누워 지내는 생활이나 인지증을 예방하기 위하여

날씬해지기 위해서라도
먼저 **근력 트레이닝**을

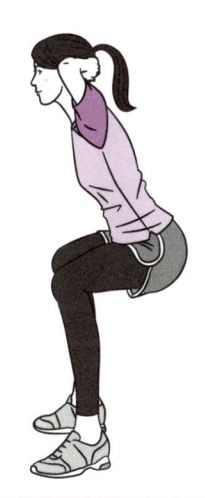

먼저 근육량을 늘린다

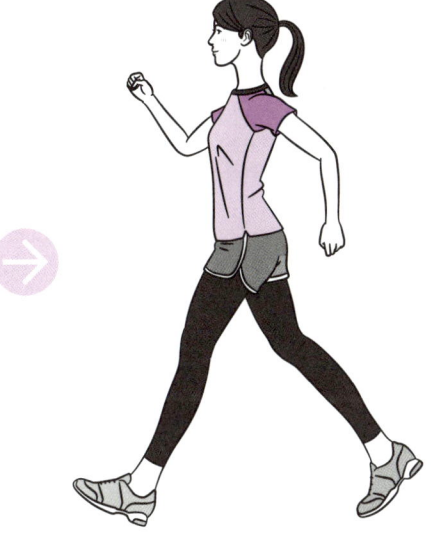

유산소운동으로 지방을 연소시킨다

체중 감량을 위한 운동이라도 우선은 근력 트레이닝으로 근육량을 늘린 뒤 유산소운동으로 지방을 태우는 게 효과적이다.

근육을 단련한다는 것은 아주 먼 훗날의 이야기처럼 들릴지도 모른다.

그러나 20~30대부터 근육을 단련하는 운동을 하는 것이 좋은 이유는 그 밖에도 많다.

한 가지 예로 비만을 해소하기 위한 운동을 꼽을 수 있다.

가벼운 운동이라도 땀을 흘리면 살이 빠진다고 생각하는 사람이 많은데, 반드시 그렇지만은 않다.

살을 빼려고 옷을 두툼하게 입고 달리거나 사우나 또는 핫요가로 땀을 흠뻑 흘리려는 사람도 있다.

땀을 흘린 만큼 많은 지방이 연소된다는 이미지를 가지고 있는 탓일 테지만, 흘린 땀의 양과 지방의 연소량은 결코 비례하지 않는다.

많은 땀을 흘린 뒤에 몸무게를 재보고 '줄었다!'며 기뻐하는 사람이 있을지 모르지만, 그것은 몸속의 수분이 배출되었기 때문이다. 지나치게 땀을 흘리면 가벼운 탈수증이 와서 심장에 부담을 주기도 한다.

여성 중에는 '운동해야지' 하는 생각에서 핫요가를 시작하는 사람도 많다. 물론 마음과 몸의 긴장을 풀어주는 데에는 효과가 있지만, 온도가 높은 실내에서는 장시간 운동할 수 없고 소비되는 열량도 그다지 많지 않다. 운동 강도도 낮아서 근육이 좀처럼 생기지 않는다.

지방을 연소하기 위한 운동이라고 하면 많은 사람이 워킹이나 조깅 같은 '유산소운동'을 떠올린다. 그러나 근육량이 적은 상태에서 유산소운동을 하는 것보다는 먼저 근력 트레이닝으로 근육을 만드는 것이 '지름길'이다. 근육이 증가하면 기초대사량이 높아지고 그만큼 지방 연소량도 많아진다.

또한 당뇨병을 예방하고 개선하기 위해서라도 근육량을 늘려 당을 많이 소비하는 몸으로 만드는 것이 중요하다. 생활습관병 대책으로는 유산소운동과 근력 트레이닝을 함께 하는 것이 매우 중요하다.

'1일 1만 보'를 실천해도 운동 성과가 나타나지 않는 이유

그 밖에 흔히 알려진 건강 정보로 '1일 1만 보 걷기'가 있다.

실제로 하루에 1만 보 걷기를 매일 실행에 옮긴다는 것은 매우 훌륭한 일이다.

그런데 '매일 1일 1만 보 걷기를 해도 성과를 실감할 수 없다'고 말하는 사람이 적지 않다. 왜 그럴까?

매일 같은 시간을 들여 같은 코스를 걸으면 운동 부하에 변화가 없어서, 비록 1만 보를 걸었다고 해도 근육은 증가하지 않는다.

나중에 자세히 설명하겠지만, 걷는 속도를 높이거나 코스를 달리하여 부하를 높이지 않는다면 운동하는 목적은 달성할 수 없다.

게다가 1만 보를 걷는 데에는 보통 2시간이 넘게 걸린다. 업무로 바쁜 사람이 운동하기 위해 2시간을 확보하기란 매우 어려운 일이다.

따라서 1만 보 걷기보다는 20분의 조깅과 10분의 근력 트레이닝을 필요에 따라 조합하여 실시하는 것이 훨씬 효율적이라고 할 수 있다.

피하지방형 비만

지방을 빼기 위해서는 먼저 근육을 늘리는 것이 지름길

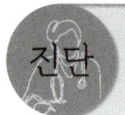 하반신에 피하지방이 축적된다. 여성에게 많다.

 먼저 근력 트레이닝으로 근육량을 늘린 뒤 유산소운동으로 지방을 연소시킨다.

한마디로 비만이라고 해도 지방이 축적된 장소에 따라 비만의 종류가 나뉜다.

여성에게 흔한 유형은 '피하지방형 비만'이다. 하반신을 중심으로 피하지방이 붙어 마치 '서양 배와 같은 체형'이 된다.

한편 남성에게 많은 유형은 '내장지방형 비만'이다. 내장 주위에 '내장지방'이 들러붙기 때문에 배가 불룩 나와서 마치 '사과와 같은 체형'이 된다.

사실 피하지방과 내장지방을 비교하면 내장지방이 피하지방보다 쉽게 빠진다. 피하지방이나 내장지방은 몸이 위기에 놓일 때를 대비하여 축적해두는 에너지원인데, 운동할 때 먼저 사용되는 것이 내장지방이고 나중으로 사용이 미뤄지는 것이 피하지방이다.

남성은 식이요법과 운동으로 2~3개월 만에도 불룩했던 배가 들어간다. 그런데 여성이 피하지방을 없애기 위해서는 좀 더 오랜 시간이 필요하고 꾸준히 운동하지 않으면 안 된다.

근육량이 적으면 유산소운동의 효과가 미비

피하지방형 비만을 해소하는 데 걸림돌이 되는 것은, 여성의 경우에 근육량이 적은 사람이 많다는 점이다. 특히 만성적으로 운동이 부족한 사람은 앞서 말했듯이, 우선 근력 트레이닝으로 근육량을 확실히 늘리는 것부터 시작하는 것이 좋다.

필자가 피지컬 트레이너로서 감량을 목표로 운동 지도를 할 때, 처음에는 하반신의 근력 트레이닝을 중심으로 운동 메뉴를 결정한다. 유산소운동은 워밍업을 위하여 5~15분 정도로만 한다.

왜 하반신을 단련하는가 하면, 엉덩이나 허벅지에는 큰 근육이 있기 때문이다. 근력 트레이닝을 하여 큰 근육을 움직이면 효율적으로 근육량을 늘릴 수 있다.

그리고 근력 트레이닝 중심의 운동 메뉴를 꾸준히 실천하여 근육이 충분히 생기면 이번에는 유산소운동을 도입한다. 근력이 부족한 사람이 근육량을 충분히 늘리는 데에는 반년 이상이 걸리기도 한다.

유산소운동을 할 때는 강도에 유의해야 한다. '산책하듯' 느긋한 걷기운동은 강도가 너무 낮아서 지방을 연소시키지 못한다. 팔을 앞뒤로 크게 흔들고 보폭을 크게 벌려서 숨이 찰 정도로 걷기운동을 하자.

또한 체중 감량을 목표로 운동을 시작하여 '첫 달에 3kg 이상' 급격히 체중이 줄어드는 경우에는 사실 '실패'로 간주한다. 왜냐하면, 급격히 체중이 줄었다는 것은 체지방뿐 아니라 근육량까지 줄었을 가능성이 매우 높기 때문이다. 살을 뺄 목적으로 운동을 하면서 근육량까지 줄었다면 그것은 주객이 전도됐다고 말할 수 있다.

체중 감량이 목표라고 해도 몸무게의 수치만 볼 게 아니라 체지방률에 주목해야 한다. 체지방이 그다지 줄지 않았는데도 체중이 크게 줄었다면 그것은 근육량이 줄어들었다는 의미이다.

또한 고도 비만인 사람이 갑자기 조깅을 시작하면 무릎이 상할 위험성도 있다. 체중에 비하여 근력이 부족하면 무릎에 가해지는 충격이 커지기 때문이다. 그러므로, 비만지수가 높은 사람일수록 처음 2~3개월 동안은 식이요법과 근력 트레이닝을 중심으로 하여 어느 정도 체중을 줄이고 근력이 생긴 뒤에 본격적으로 유산소운동을 하자.

그리고 효과적으로 지방을 낮추고 싶다면 하루 동안 근력 트레이닝을 한 뒤에 유산소운동을 하는 방식으로 운동하면 지방을 효과적으로 연소시킬 수 있다는 사실이 밝혀졌다. 근력 트레이닝에 의해 지방 분해를 촉진하는 아드레날린이나 성장호르몬의 분비가 촉진되어 그 후에 유산소운동을 하면 훨씬 더 효과적이라고 한다.

이어서 피하지방형 비만에 대한 대책으로서의 운동법을 구체적으로 설명한다.

하반신을 중심으로 하는 근력 트레이닝과 유산소운동으로는 '스텝박스'를 이용한 운동을 소개한다.

하반신의 근력 트레이닝은 엉덩이나 허벅지 같은 큰 근육에 더하여 안쪽 허벅지도 단련한다. 여성 중에는 안쪽 허벅지가 약한 사람이 많아서 이 부분의 근육을 단련하면 자세가 좋아지는 이점도 있다.

스텝박스 운동은, 이를테면 '계단 오르내리기' 운동이다. 이 운동은 집 안에서도 충분히 할 수 있어 날씨에 좌우되지도 않는다. 스텝박스가 없다면 진짜 계단을 이용해도 좋다.

피하지방형 비만을
해소하기 위한 하반신의 근력 트레이닝

1 엉덩이 들기(양다리)

운동 효과: **엉덩이** | 운동 강도: ★☆☆

첫번째
동영상

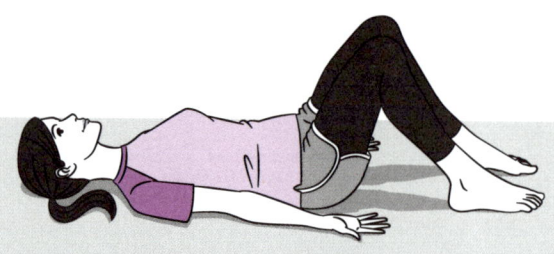

❶ 바닥에 등을 대고 누워서 양쪽 무릎을 세운다. 천천히 하나, 둘, 셋, 넷을 세면서 허벅지 뒤쪽과 엉덩이 근육을 사용하여 엉덩이를 들어 올린다.

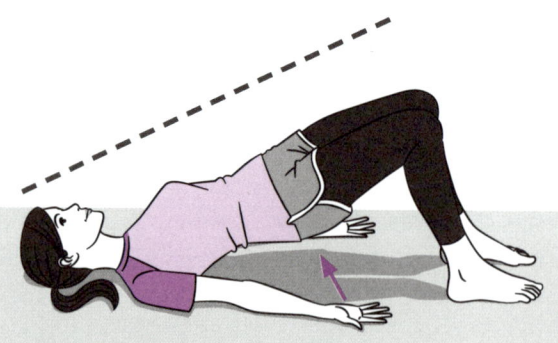

❷ 몸이 일직선이 될 때까지 들어 올리면 다시 하나, 둘, 셋, 넷을 세면서 엉덩이를 천천히 내린다. 20회×2세트가 목표.

피하지방형 비만을
해소하기 위한 하반신의 근력 트레이닝

2 엉덩이 들기 (한쪽 다리)

운동 효과: **엉덩이** | 운동 강도: ★★★

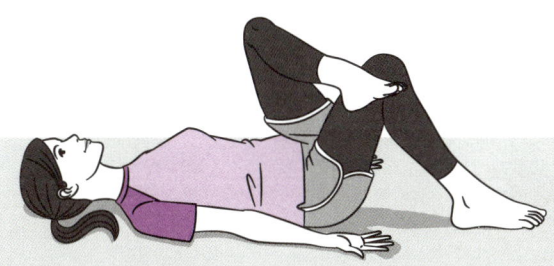

❶ 바닥에 등을 대고 누워서 양쪽 무릎을 세우고 한쪽 다리를 반대쪽 무릎에 걸친다. 천천히 하나, 둘, 셋, 넷을 세면서 허벅지 뒤쪽이나 엉덩이 근육을 사용하여 엉덩이를 들어 올린다.

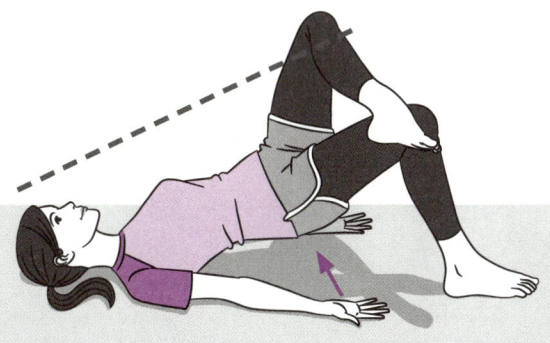

❷ 몸이 일직선이 될 때까지 들어 올리면 다시 하나, 둘, 셋, 넷을 세면서 천천히 엉덩이를 내린다. 20회×2세트가 목표. 반대쪽도 같은 방법으로 실시한다.

3 어덕션

운동 효과: **안쪽 허벅지** | 운동 강도: ★☆☆

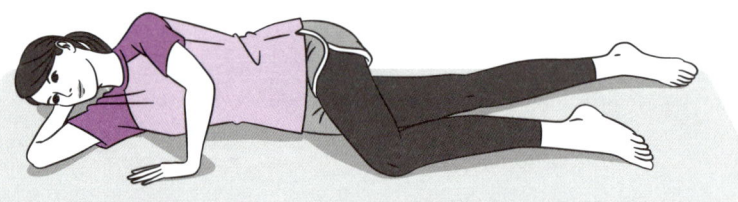

❶ 옆으로 누워 위쪽 다리를 앞으로 내민다. 위쪽 손은 바닥에 대고 균형을 잡는다. 안쪽 허벅지 근육에 힘을 주고 아래쪽 다리를 천천히 하나, 둘, 셋, 넷을 세면서 들어 올린다.

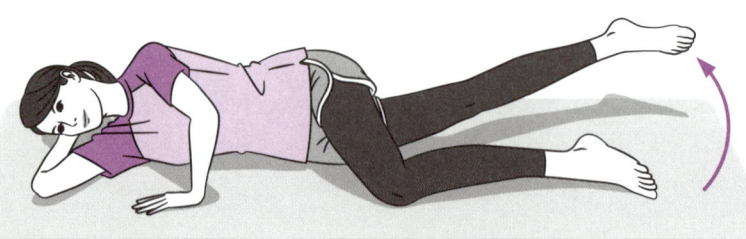

❷ 아래쪽 다리를 들어 올릴 수 있는 한계까지 들어 올렸다면 다시 하나, 둘, 셋, 넷을 세면서 천천히 내린다. 20회×2세트가 목표. 반대쪽도 같은 방법으로 실시한다.

피하지방형 비만을 해소하기 위한 하반신의 근력 트레이닝

4 부엌에서 스쿼트

운동 효과: **허벅지 전체** | 운동 강도: ★☆☆

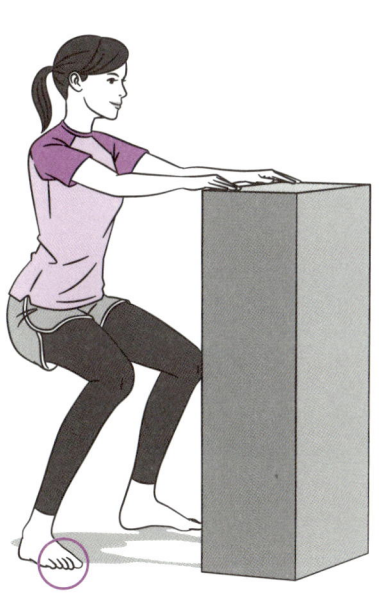
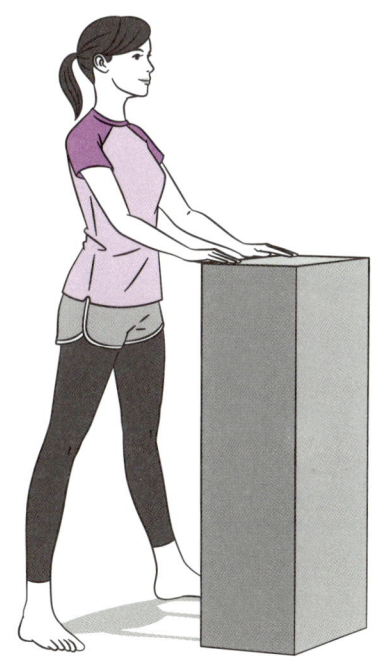

❶ 조리대나 식탁에 손을 얹고 양쪽 다리를 보폭만큼 벌린다. 발끝은 바깥쪽으로 향한다. 가슴을 펴고 등을 곧게 세운 뒤 의자에 앉듯이 허리를 낮춘다.

❷ 등을 곧게 세운 상태에서 하나, 둘, 셋, 넷을 세면서 4초에 걸쳐 무릎을 편다. 일어섰다면 같은 시간을 들여 ❶의 자세로 돌아간다. 20회×2세트가 목표.

피하지방형 비만을
해소하기 위한 하반신의 근력 트레이닝

5 의자에 손을 짚고 외다리 스쿼트

운동 효과: **허벅지 전체** | 운동 강도: ★★★

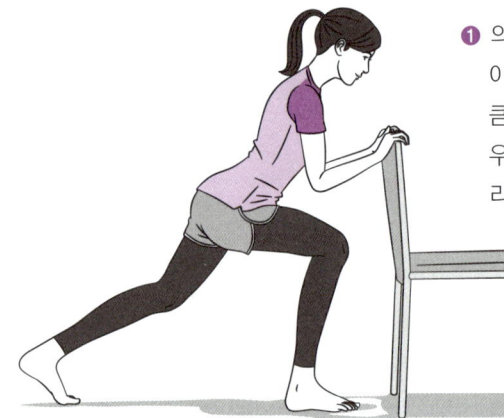

❶ 의자 뒤에 서서 양손을 의자 등받이에 얹는다. 한쪽 다리를 보폭만큼 뒤로 보내면 상체가 앞으로 기우는 자세가 된다. 체중은 앞쪽 다리에 싣는다.

❷ 앞쪽 다리에 체중을 실은 채 4초에 걸쳐 무릎을 펴고 허리를 든다. 그 후 4초에 걸쳐 ❶의 자세로 돌아간다. 20회×2세트가 목표. 반대쪽도 같은 방법으로 실시한다.

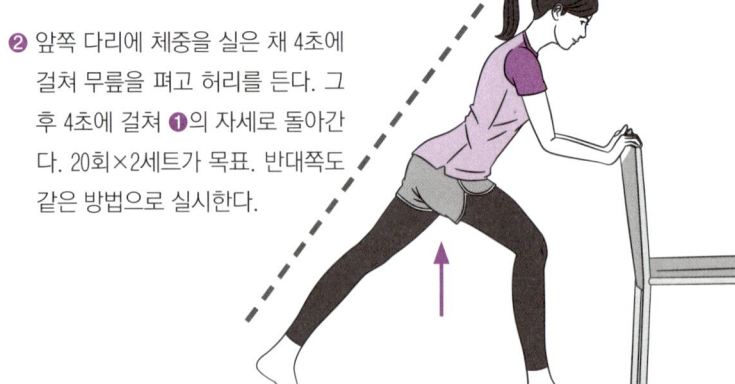

피하지방형 비만을
해소하기 위한 스텝박스 운동

1 기본 스텝

운동 효과: **유산소운동** | 운동 강도: ★☆☆

두번째
동영상

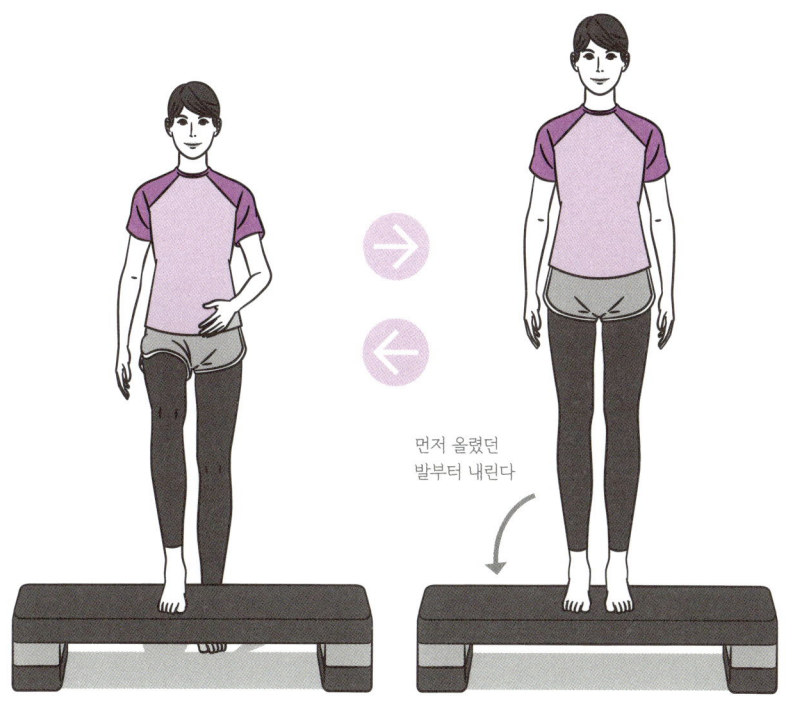

먼저 올렸던
발부터 내린다

❶ 스텝박스 앞에 선다. 한쪽 다리를 스텝박스에 올려놓는다.

❷ 다른 쪽 다리도 스텝박스에 올려놓는다. 내려올 때는 먼저 스텝박스에 올려놓은 다리부터 내린다. 1초에 걸쳐 박스에 오르고 1초에 걸쳐 내려온다. 30초마다 먼저 올리는 다리를 바꾸고, 15분간 실시한다.

피하지방형 비만을 해소하기 위한 스텝박스 운동

2 기본 & 무릎 올리기

운동 효과: **유산소운동** | 운동 강도: ★★★

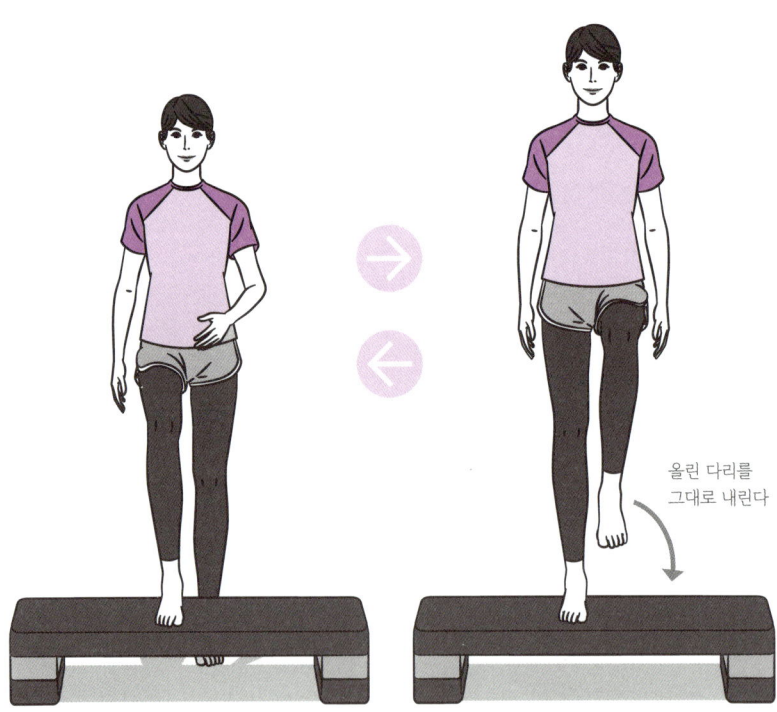

올린 다리를 그대로 내린다

❶ 스텝박스 앞에 선다. 한쪽 다리를 스텝박스에 올려놓는다.

❷ 다른 쪽 무릎을 가슴 쪽으로 들어 올린다. 올린 다리를 그대로 바닥에 놓고 스텝박스에서 내린다. 1초에 걸쳐 무릎을 올렸다가 1초에 걸쳐 내린다. 1회마다 먼저 올리는 다리를 바꾸고 15분간 실시한다.

피하지방형 비만을 해소하기 위한 스텝박스 운동

3 스트래들

운동 효과: **유산소운동** | 운동 강도: ★★★

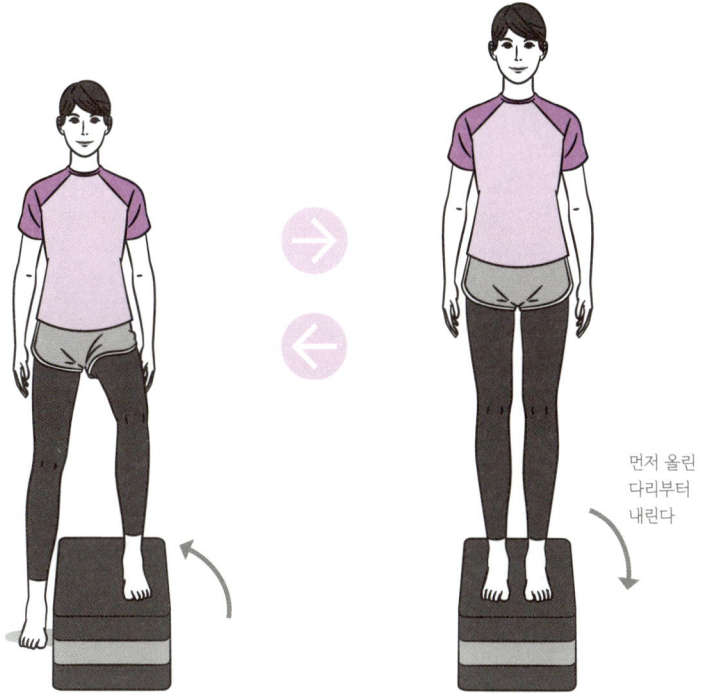

먼저 올린 다리부터 내린다

❶ 스텝박스에 다리를 벌리고 선다. 한쪽 다리를 스텝박스에 올려놓는다.

❷ 다른 쪽 다리도 스텝박스에 올린다. 내려올 때는 먼저 스텝박스에 올려놓은 다리부터 내린다. 1초에 걸쳐 스텝박스에 오르고 1초에 걸쳐 스텝박스에서 내려온다. 30초마다 먼저 올리는 다리를 바꾸고 15분간 실시한다.

피하지방형 비만을
해소하기 위한 스텝박스 운동

4 스트래들 & 무릎 올리기

운동 효과: **유산소운동** | 운동 강도: ★★★

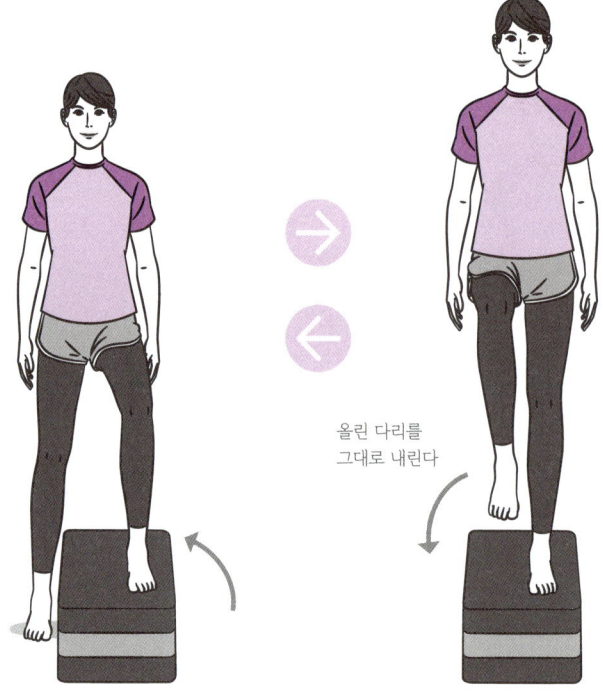

올린 다리를
그대로 내린다

❶ 스텝박스에 다리를 벌리고 선다. 한쪽 다리를 스텝박스에 올려놓는다.

❷ 다른 쪽 다리의 무릎을 들어 올린다. 올린 다리를 그대로 바닥에 두고 스텝박스에서 내려온다. 1초에 걸쳐 스텝박스에 오르고, 1초에 걸쳐 내려온다. 1회마다 먼저 올리는 다리를 바꾸고 15분간 실시한다.

마른 사람일수록
근육량을 늘려 건강하게!

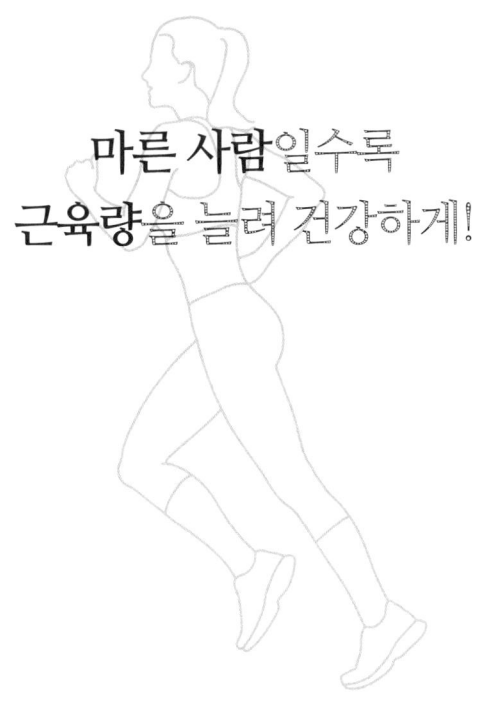

   비만을 해소하기 위해서는 근육을 단련하는 근력 트레이닝과 유산소 운동이 모두 중요하다고 앞서 설명했다. 실제로 대부분의 여성에게 있어, '운동해야지'라고 생각하게 되는 계기는 비만 해소이다.

   몸매가 좋았으면 좋겠다, 뚱뚱한 자신이 부끄럽다, … 이런 마음은 많은 여성에게 공통된다. 그래서인지 '운동은 곧 다이어트'라고 생각하는 사람이 많다.

   그러자 이번에는 반대로, 마른 여성은 '나는 살찌지 않았으니 운동하지 않아도 된다'며 안심하는 일이 벌어지기에 문제가 된다.

   동양인 여성은 서양인 여성에 비하여 마른 사람이 많다. 체질적으로 살이 잘 찌지 않고 근육도 잘 생기지 않는 여성의 비율이 높은 것이다.

   그런 마른 체형의 여성이 '나는 말랐으니 운동하지 않아도 된다'는 생각으로 만성적인 운동 부족이 된 채로 나이가 들면 어떻게 될까?

앞에서도 말했듯이 인체의 근육량은 30대 이후부터 연간 약 1%씩 감소한다. 가뜩이나 적은 근육량이 점차 줄어들면 서거나 걷는 기본적인 동작을 하는 데에도 지장이 생겨서 운동기능저하 증후군이 되어 자리에 누워 지내는 생활을 하게 된다.

살찌지 않았는데도 비만이라고 인식한다

필자와 같은 피지컬 트레이너의 눈에는 전혀 비만이 아닌데도 '나는 뚱뚱해요'라고 말하는 여성이 있다. 그런 사람들에게 아무리 '그렇지 않다. 절대 비만이 아니다'라고 말해도 전혀 귀담아듣지 않는다.

심지어 운동으로 건강하게 살을 빼는 것이 아니라 극단적으로 식사량을 줄이는 방식의 무리한 다이어트를 하려고 한다. 자세한 것은 59쪽['거친 식사'나 '단식'으로는 건강해질 수 없다?]에서 설명하겠지만, 그러면 지방이 줄지 않을 뿐 아니라 근육량까지 감소한다. 그리고 더욱 빠르게 운동기능저하 증후군이 된다.

또한 식사량을 줄여 무리하게 다이어트를 하면 뼈에 숭숭 구멍이 나고 부러질 위험이 높아지는 '골다공증'이 될 우려도 있다. 골다공증이라고 하면 고령자나 걸리는 병이라고 생각할지 모르지만, 젊은 사람이라도 충분히 주의해야 한다. 임신, 출산, 수유를 거치며 골밀도가 낮아져서 실제로 골절이 일어나는 사람도 있다.

골다공증을 예방하기 위해서는 뼈의 재료가 되는 칼슘이나 비타민 등을 식사를 통해 충분히 섭취하면서 뼈에 좋은 영향을 주는 운동을 하는 것이 중요하다.

골다공증을 예방하기 위한 운동에 대해서는 뒤에서 자세히 설명하기로 한다.

근육을 키우기 위한 3원칙

마른 체형의 여성일수록 근력 트레이닝을 통해 근육을 키워줄 필요가 있다.

그런데 그런 여성일수록 체질적으로 좀처럼 근육이 생기지 않는다.

본래 여성은 남성에 비하여 근육량이 증가하기 어렵다. 그것은 근섬유가 굵어지는 과정에 남성호르몬이 크게 관여하고 있기 때문이다. 따라서 남성호르몬이 적은 여성일수록 근육을 키우기 위해 운동을 해도 근육이 쉽게 생기지 않는다.

그런 여성이 운동으로 근육량을 늘리기 위해서는 먼저 근육이 어떤 메커니즘으로 생기는지를 이해하는 것이 좋다.

조금 전문적인 내용이 되겠지만, 근육을 키우기 위해 필요한 3가지 원칙을 소개한다.

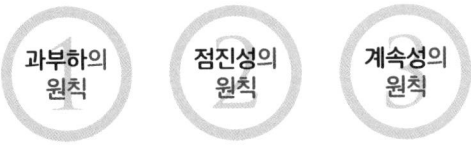

먼저 '과부하의 원칙'이란 일상생활보다 높은 부하를 주지 않으면 근

육은 성장하지 않는다는 것이다. 예컨대 노트북을 넣은 3kg짜리 가방을 들고 매일 출퇴근하는 직장인이 500g의 덤벨로 팔근육을 단련하려고 해도 근육은 발달하지 않는다. 또 한 정거장 미리 내려 걸어서 운동하려고 해도 평소처럼 걷는다면 근육은 키워지지 않는다.

인체는 같은 동작을 할 때 효율적으로 그리고 가능하면 에너지를 사용하지 않고 행하도록 만들어져 있다. 따라서 일상생활과 다름없는 부하로는 더 이상 근육은 성장하지 않는다. 유산소운동도 마찬가지여서, 계속 같은 강도로 운동하면 어떤 성과도 얻을 수 없다.

평소 엘리베이터나 에스컬레이터를 이용하는 사람이 계단을 오르내리면 처음에는 근육이 생기고 심폐기능도 향상된다. 그런데 시간이 지나 계단 이용이 일상이 되면 그것으로는 부하가 가해지지 않아 근육이 더 이상 키워지지 않는다.

이어서 '점진성의 원칙'이란 부하를 조금씩 올리지 않으면 근육은 증가하지 않는다는 것이다. 근력이 생기면 지금까지의 운동 강도나 부하가 편하게 느껴진다. 그것은 체력이나 근력이 생겼다는 증거이기도 하지만, 더 좋은 결과를 원한다면 좀 더 강한 강도로 운동할 필요가 있다.

단, 주의해야 할 것은 갑작스럽게 강도를 너무 높이면 부상의 위험도 함께 높아진다는 것이다. 그렇다고 하여 강도의 증가폭이 너무 작아도 점진성의 원칙을 충족시킬 수 없다.

마지막으로 '계속성의 원칙'이란 말 그대로 계속하지 않는다면 운동 성과를 얻을 수 없다는 의미이다. 운동을 일회성에 그치는 이벤트가 아닌 습관으로 만드는 것이 중요하다. 그렇기 때문에 '스스로 즐겁다고 생각하는' 운동을 하는 것이 좋다.

즐겁지 않다면 꾸준히 해나갈 수 없을 것이다. 그러니 운동 강도가 적당하다면 자전거든 댄스든 무엇이라도 좋으니 자신이 즐겁게 할 수 있는 것을 찾아보자.

또한 '처음부터 무리하지 않는 것'도 중요하다. 운동을 시작하는 무렵에는 오래도록 열심히 운동하여 다치기도 한다. 기를 쓰고 운동한 결과로서 운동을 계속할 수 없다면 그것은 하지 않느니만 못하다.

처음엔 '작심삼일이 되어버려도 좋다'는 심정으로 시작하는 게 오히려 잘 해나갈 수 있다. 3일을 운동하고 나면 하루쯤 게으름을 피우는 정도로 서서히 운동 습관으로 만든다.

프로 운동선수도 아니니 '오늘은 일이 바빠서 운동하지 못했다'는 정도로 자책하지 않아도 된다. 느긋한 마음으로 즐겁게 운동하는 것이 꾸준히 해나가는 비결이다.

> 운동기능
> 저하
> 증후군

근육량이 적다면 젊어도 운동기능저하 증후군이 될 수 있다?

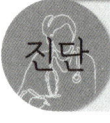

진단 다리와 허리가 쇠약해져 자력으로는 일상생활을 할 수 없다.

처방 하반신 근육이나 순발력, 균형감각을 단련한다.

운동기능저하 증후군은 관절이나 뼈, 근육 등의 '운동기관'이 약해짐으로써 혼자서는 일상생활을 하기 어려워지는 상태를 말한다.

근력이 저하되면 몸동작이 느려진다. 그것이 원인이 되어 걸핏하면 넘어지고 뼈가 부러져 입원하는 고령자가 많다. 침상에 누워 보내는 시간이 길어지면 근력은 더욱더 약해지는 악순환에 빠지게 된다.

운동기능저하 증후군인 사람은 그 예비군까지 포함하면 일본의 경우 4,700만 명에 이른다고 추산되는 만큼, 사실은 우리 생활에 아주 가까운 문제이다.

많은 사람이 운동기능저하 증후군 예비군이 되는 이유는 운동하는 습관을 가지고 있는 사람이 적은 데다 일상생활 속에서도 몸을 움직일 기회가 현저히 줄었기 때문이다.

지금은 교통도 발달해 있고, 건물 안에서 이동할 때도 엘리베이터나 에스컬레이터를 이용하는 것이 당연해졌다. 인터넷으로 주문하면 물건이 곧장 집으로 배달되기 때문에 굳이 장을 보러 나가지 않아도 된다.

앞으로는 더욱 편리한 세상이 되어갈 텐데, 아무런 대책도 세우지 않은 채 이대로 생활하면 근력은 더욱 저하될 것은 불 보듯 뻔한 일이다.

의자에 앉았다가 한 발로 일어설 수 있을까?

운동기능저하 증후군이 될 위험성이 어느 정도인지 알아보기 위해서는 '높이 40cm 의자에서 앉아 있다가 한 발로 흔들림 없이 일어서는 테스트'로 확인할 수 있다.

가슴 앞에서 팔짱을 끼고 한쪽 다리는 곧게 뻗어 바닥에서 띄운 상태에서, 반동을 사용하지 않고 다른 한쪽 다리의 힘만으로 일어선다. 완전히 일어선 뒤에는 3초 동안 비틀거리지 말고 균형을 유지한다.

만일 일어서지 못했거나 일어섰더라도 곧 균형을 잃고 비틀거렸거나 공중으로 띄운 다리가 바닥에 닿거나 하는 경우는 운동기능저하 증후군의 예비군일 가능성이 있다.

대다수 사람들이 의자에서 한 발로 일어서는 것쯤은 너무 손쉽다고 생각할지 모른다. 그러나 실제로 해보면 생각처럼 쉽지 않다는 것을 알 수 있을 것이다.

20대의 젊은 여성이라도 근력이 부족하면 의자에서 한 발로 일어서지 못한다. 그런 사람일수록 다음 페이지부터 소개하는 운동기능저하 증후군을 예방하기 위한 운동을 해보자.

하지만 단순히 근육을 만드는 것만으로는 운동기능저하 증후군을 예방하는 대책이 되지 못한다. 그 근육을 사용하여 신체를 움직이는 데 필요한 여러 기능을 트레이닝으로 단련해야만 하는 것이다.

운동기능저하 증후군을 방지하기 위해서는 물론 하반신을 단련하는 것이 매우 중요하다. 다리와 허리는 신체의 토대가 되므로, 하반신의 근육이 탄탄하면 서거나 걷거나 하는 기본 동작을 안정적으로 수행할 수 있다.

여기에 더하여 한순간 몸에 힘이 들어가는 '순발력'을 높이는 트레이닝이나, 반동을 사용하여 몸을 움직이거나 계단을 내려갈 때 든든히 딛는 힘을 키우거나 한 발로 서기 위한 균형능력을 향상하는 트레이닝도 해야 한다.

운동기능저하 증후군이 걱정되는 사람은 다음 페이지부터 소개하는 트레이닝에 힘써, 운동기능저하 증후군을 예방하는 데 필요한 종합적인 힘을 키우자.

운동기능저하 증후군
예방을 위한 트레이닝

1 슬로우 의자 스쿼트

운동 효과: **허벅지 전체** | 운동 강도: ★☆☆

세번째
동영상

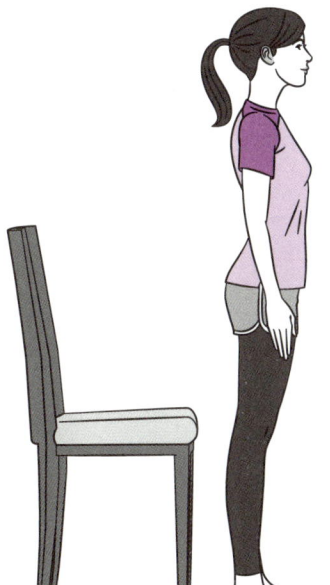

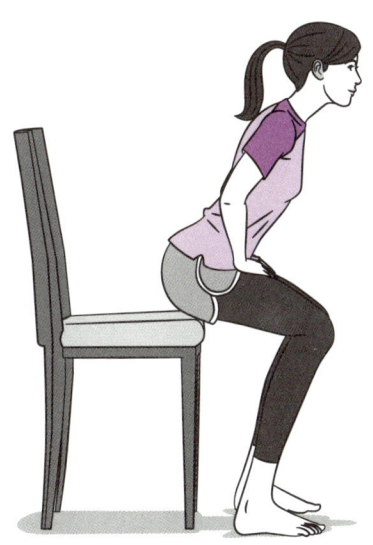

❶ 두 다리를 좌우로 보폭만큼 벌리고 의자 앞에 선다. 천천히 하나부터 여덟까지 숫자를 세면서 의자에 앉는다.

❷ 의자에 엉덩이가 닿을락 말락 할 때까지 앉았다가, 다시 하나부터 여덟까지 숫자를 세면서 천천히 일어선다. 무릎이 발끝보다 앞으로 나오지 않도록 한다. 20회×2세트가 목표.

운동기능저하 증후군
예방을 위한 트레이닝

2 반동을 이용한 의자 스쿼트

운동 효과: **순발력 트레이닝** | 운동 강도: ★☆☆

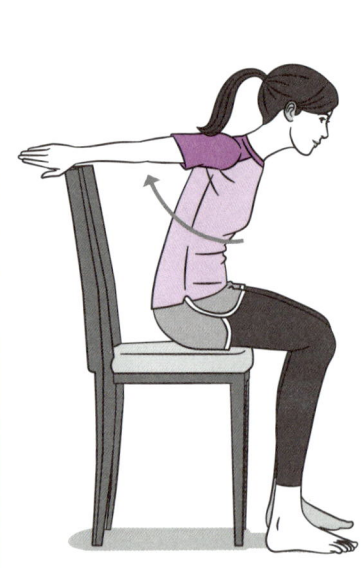
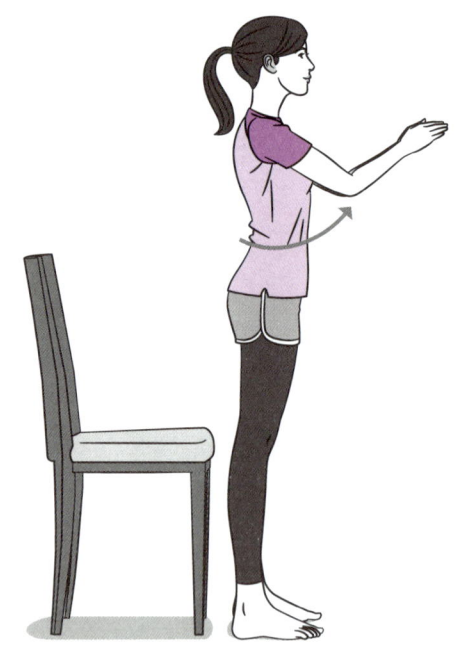

❶ 의자 끄트머리에 살짝 걸터앉아 두 다리를 보폭만큼 좌우로 벌린다. 몸을 조금 앞으로 내밀고 반동을 주기 위해 양팔을 뒤로 보낸다.

❷ 팔을 뒤에서 앞으로 가져오면서 그 반동을 이용하여 순간적으로 의자에서 일어선다. 20회×2세트가 목표.

운동기능저하 증후군
예방을 위한 트레이닝

3 슬로우 스플릿

운동 효과: **허벅지 전체** | 운동 강도: ★★★

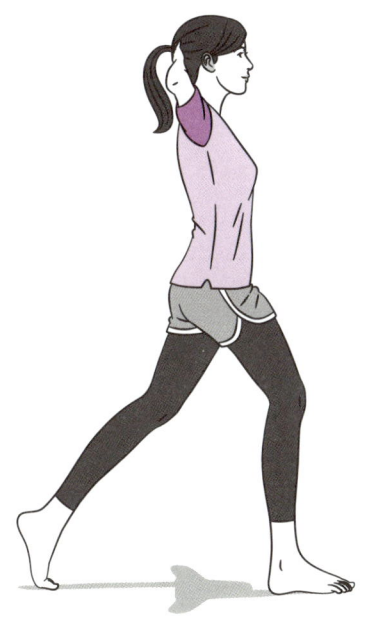

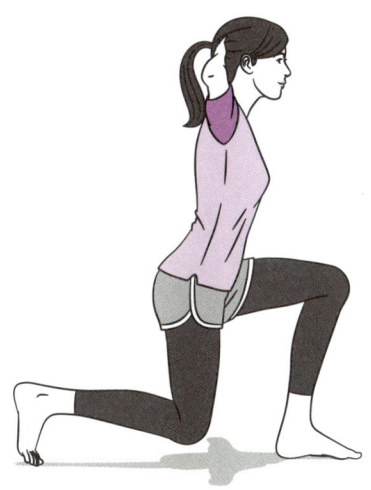

❶ 다리를 앞뒤로 크게 벌리고 양손을 머리 뒤에서 깍지를 낀다. 가슴을 편 상태에서 천천히 하나부터 여덟까지 숫자를 세면서 허리를 낮춘다.

❷ 앞에 있는 다리의 허벅지가 바닥과 평행이 될 때까지 허리를 낮춘다. 다시 하나부터 여덟까지 천천히 숫자를 세면서 허리를 들어 올린다. 20회×2세트가 목표. 좌우 반대쪽도 같은 방법으로 실시한다.

운동기능저하 증후군
예방을 위한 트레이닝

4 반동을 이용한 프런트 런지 & 백 런지

운동 효과: **허벅지 전체/순발력 트레이닝** | 운동 강도: ★★★

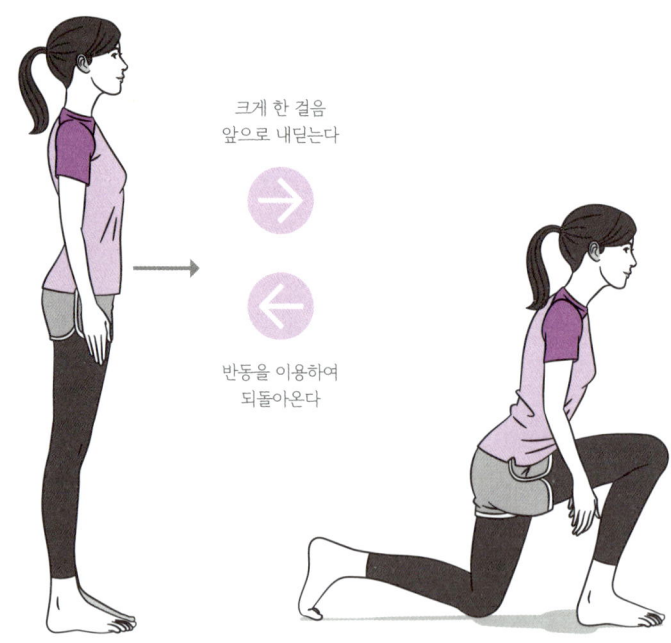

크게 한 걸음 앞으로 내딛는다

반동을 이용하여 되돌아온다

❶ 양팔을 내리고 곧게 선다. 크게 한 걸음 앞으로 내딛고 허리를 내린다.

❷ 거기서 반동을 이용하여 다리를 원래대로 되돌려 곧게 선다.

운동기능저하 증후군
예방을 위한 트레이닝

4 반동을 이용한 프런트 런지 & 백 런지

운동 효과: 허벅지 전체/순발력 트레이닝 운동 강도: ★ ★ ★

크게 한 걸음
뒤로 내딛는다

반동을 이용하여
되돌아온다

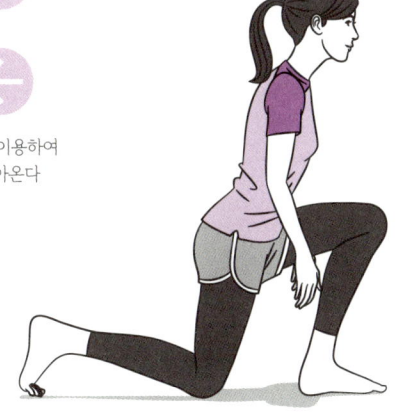

❸ 앞서 내딛었던 다리를 이번에는 뒤로 크게 내딛고 허리를 낮춘다.

❹ 다시 반동을 이용하여 원래 위치로 돌아온다. 다리를 번갈아 가면서 신속하게 실시하고 20회×2세트를 목표로 한다.

운동기능저하 증후군
예방을 위한 트레이닝

5 밸런스 트레이닝

운동 효과: **뇌 트레이닝** | 운동 강도: ★☆☆

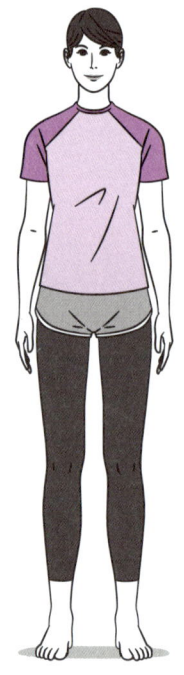
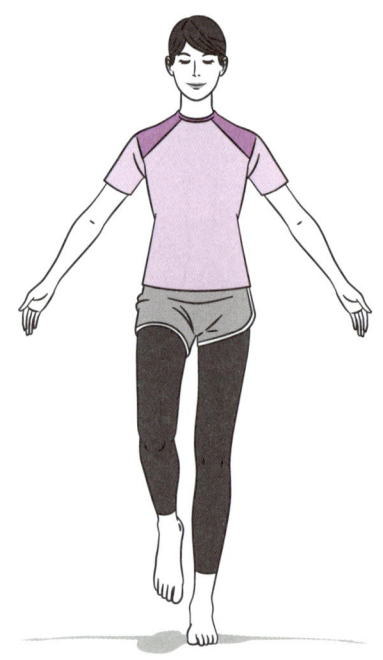

❶ 곧게 선다. 한쪽 다리를 들어 올리고 한 발로 선다.

❷ 양팔을 조금 벌려 균형을 잡는다. 여유가 있다면 눈을 감는다. 30초×2세트가 목표. 좌우 반대쪽도 같은 방법으로 실시한다.

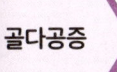

과도한 다이어트로 골다공증 예비군이 급증하고 있다!

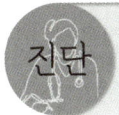 골밀도가 저하되어 쉽게 골절된다.

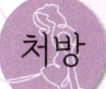 뼈에 영향을 미치는 운동을 한다.

근육량과 같이, 나이가 들수록 '골량'도 감소한다. 특히 여성은 폐경을 맞이한 뒤, 50~55세 무렵부터 골량이 현저하게 줄어든다.

골량이 줄고 골밀도가 저하되면 앞서 말한 바와 같이 '골다공증'이 된다. 그러면 넘어져서 뼈가 부러지거나 등이 구부정하게 된다.

뼈도 근육과 마찬가지로 운동으로 어느 정도 자극이 가해지면 골밀도가 높아지고 튼튼해진다.

따라서 골다공증을 예방하기 위해서는 뼈에 영향을 주는 가벼운 점프를 도입한 운동이 효과적이다.

주의해야 할 점은, 젊은 나이에도 골다공증이 되는 사람이 있다는 것이다. 10대 시절에 무리한 다이어트로 인해 골밀도가 충분히 형성되지 않으면 임신이나 출산 시 문제가 발생하기도 한다.

임신 중 태아는 태반을 통해 어머니의 몸에서 칼슘을 공급받고, 또한 수유 중에는 모유로 아기에게 칼슘이 제공된다. 그러는 동안 어머니의 몸은 칼슘 부족에 빠진다.

결국, 원래 골밀도가 충분하지 않은 여성이 임신과 출산, 수유로 인해 골밀도가 더욱 낮아지고 그 결과로서 골다공증이 되어 수유기에 척추가 골절되어 응급실에 실려 오는 일이 실제로 일어나는 것이다.

지금까지 혹독한 다이어트를 체험한 사람, 운동을 꾸준히 하지 않는 사람은 20~30대에도 골밀도가 낮을 가능성이 있다. 따라서 자신의 골밀도가 걱정된다면 정형외과에 가서 골밀도를 측정해보자.

젊은 시절부터 뼈를 만들기 위한 칼슘이나 비타민 D, 비타민 K를 식사로 충분히 섭취하면서, 운동으로 뼈에 자극을 주는 것이 중요하다.

만일 이미 골다공증이 되었다면 우선은 골절을 예방하는 대책을 마련하는 것이 좋다. 의사에게 골다공증이라는 진단을 받고 약물 복용을 지시받았다면 그 지시에 따라 약을 먹고, 거기에 식사와 운동을 보조적으로 활용한다.

다음 페이지부터 소개하는 골다공증을 예방하기 위한 트레이닝에는 뼈에 자극을 주기 위하여 가벼운 점프를 도입하였다.

일반적인 근력 트레이닝은 근육에 자극을 주지만 뼈에는 그 자극이 충분히 전해지지 않는다. 그래서 점프 같은 운동을 도입해야 한다.

그렇다고는 해도, 나이 먹은 사람이 운동에 점프를 도입했다가는 무릎관절을 다칠 가능성이 있다. 따라서 무릎관절에 부담을 줄이는 운동 메뉴를 생각해냈다.

 단, 이미 골다공증이 되었을 가능성이 높다면 의사의 판단에 따르는 것이 좋을 것이다.

골다공증
예방을 위한 운동

1 허리를 낮춰 워킹

네번째
동영상

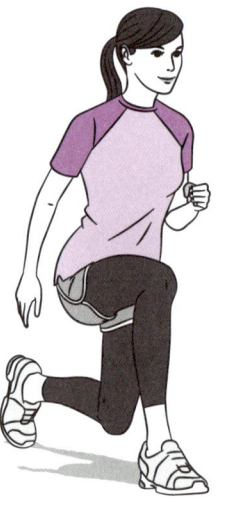
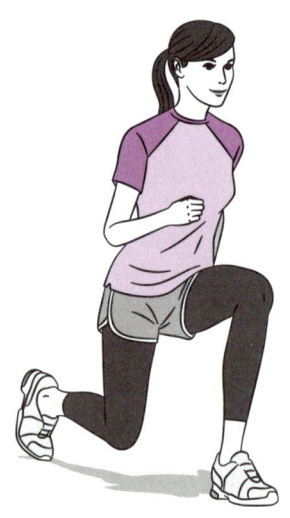

❶ 다리를 크게 앞으로 내딛어 허리를 깊게 낮춘다. 그리고 앞으로 나아가면서 워킹한다.

❷ 뼈에 확실히 자극이 전해지도록 한다. 평소에 워킹을 하는 사람은 워킹 중에 이처럼 허리를 깊이 낮추어 걷는 방법을 조합하면 좋다.

골다공증
예방을 위한 운동

2 앉았다 점핑하기

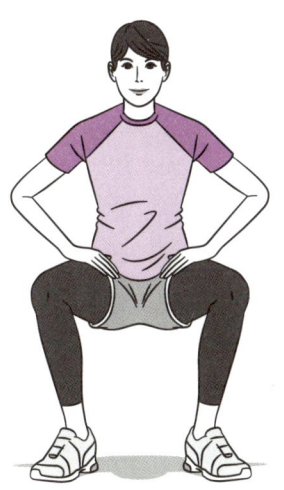

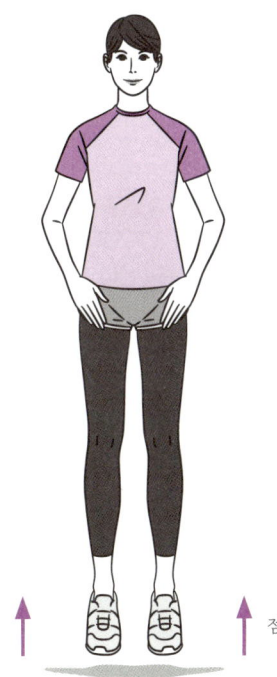

점프

❶ 양쪽 다리를 옆으로 크게 벌리고 발끝을 바깥쪽으로 향한 상태에서 허리를 낮춘다.

❷ 그 상태에서 점프하고 다리를 모은다. 무릎을 구부려 착지하고 몸을 일으키면서 다시 다리를 옆으로 벌리고 허리를 낮추어 ❶의 자세로 돌아온다. 20회×2세트가 목표.

골다공증
예방을 위한 운동

3 역(逆)스플릿 점프

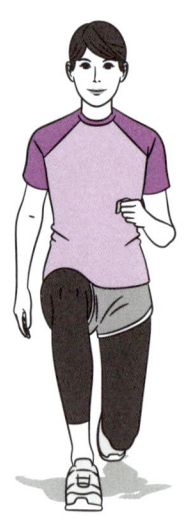

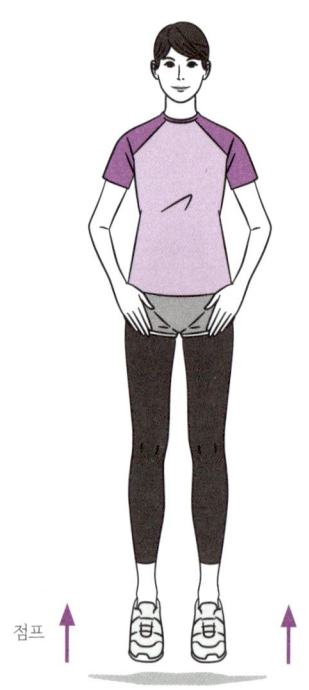

❶ 다리를 크게 앞뒤로 벌리고 허리를 깊게 낮춘다.

❷ 그 상태에서 점프하고 다리를 모은다. 무릎을 구부려 착지하고 몸을 일으키면서 다시 발을 앞뒤로 벌려 허리를 낮추고 ❶의 자세로 돌아간다. 좌우 20회×2세트가 목표.

'거친 식사'나 '단식'으로는 건강해질 수 없다?

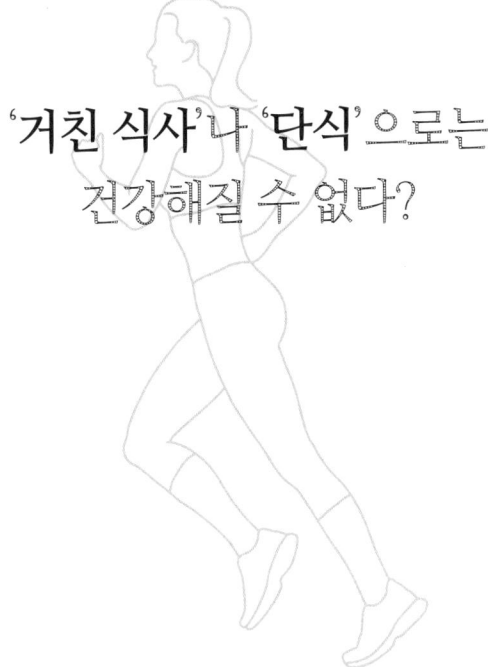

    다이어트를 위해 식사량을 줄이거나 채소 위주의 '조식(粗食, 거친 식사)'을 하거나 혹은 몇 끼를 거르는 '단식'을 하는 사람도 있을 것이다.

    극단적인 식이요법이나 식사를 거르는 단식을 하면 영양 부족에 빠져 여러 가지 장애를 일으키기 때문에 주의가 필요하다.

    물론 1일 섭취 열량이 너무 많아 체중이 증가하여 건강상 문제가 발생하는 사람이 섭취 열량을 줄이는 것은 바람직하다.

    그러나 그것은 의사의 지시가 있고 영양관리사에 의한 올바른 영양 지도가 전제되어야 한다.

    자기 생각대로 열량을 제한하여 영양소를 불균형적으로 섭취하는 일도 자주 있다.

거친 식사가 반드시 건강에 좋은 것은 아니다

섭취 열량을 억제하기 위해서라도 채소를 중심으로 한 거친 식사[粗食, 덜 도정되고 덜 가공된 자연식]가 몸에 좋다고 생각하는 사람이 많다. 분명 채소는 비타민과 미네랄, 식이섬유가 풍부하여 언뜻 건강에 좋은 것처럼 보인다.

그러나 그 같은 거친 식사를 계속 하면 몸에는 어떤 일이 일어날까?

사람이 살아가기 위해서는 적어도 하루에 1,800~2,000kcal의 에너지가 필요하다. 에너지가 식사를 통해 외부에서 공급되지 않으면 몸은 체내에 있는 것으로 어떻게든 보충하려고 한다.

그 결과로서 부족한 에너지를 몸에 축적되어 있는 지방을 연소시켜 얻으면 좋을 테지만, 기대한 대로 되지 않는다. 인체에는 단백질을 분해하여 당을 생성하는 '당신생'이라는 시스템이 갖추어져 있기 때문이다. 영양학계에서는 이것을 '체단백질의 분해'라고 한다.

당신생에서 가장 처음으로 표적이 되는 것이 대량의 에너지를 소비하는 '근육'이다. 생명 유지에 필요한 뇌와 내장의 기능을 유지하기 위해서 근육을 분해하여 에너지를 얻는 것이다.

또한 근육을 움직이는 데는 칼슘 같은 미네랄도 필요하다. 식사를 통해 칼슘을 얻지 못하면 이번에는 뼈를 분해하여 어떻게든 보충하려고 한다.

결국, 채소를 중심으로 한 거친 식사를 계속 한다면 근육량이나 골량이 저하될 우려가 있는 것이다.

비타민, 미네랄, 식이섬유만으로는 완전히 영양 부족

건강을 위해서는 '5대 영양소'를 균형적으로 섭취하지 않으면 안 된다. 5대 영양소란, 단백질, 탄수화물, 지질, 비타민, 미네랄을 말한다.

단백질은 인체의 세포 대부분을 구성하고 1g당 4kcal의 열량이 있다.

탄수화물은 당질과 식이섬유가 결합된 것으로, 신체 활동을 위한 중요한 에너지원이다. 열량은 단백질과 비슷하다.

지질은 호르몬이나 세포막, 핵막을 만드는 역할을 하고, 1g당 9kcal로 매우 효율적인 에너지원이기도 하다.

단백질, 탄수화물, 지질의 3가지를 합쳐 '3대 영양소'라고도 한다.

5대 영양소

단백질	근육이나 장기, 혈액, 뼈, 피부, 머리카락 등 인체 대부분의 세포를 구성한다. 식사로 얻은 단백질은 체내에서 아미노산으로 분해된다.	4kcal/1g	이 세 가지를 3대 영양소 라고도 한다.
탄수화물	당질과 식이섬유가 결합한 것. 당질은 인체가 활동하는 데 매우 중요한 에너지원이다. 식이섬유는 소화효소로는 분해되지 않아 체내에는 흡수되지 않는다.	4kcal/1g	
지질	호르몬이나 세포막, 핵막을 만드는 역할을 담당한다. 체내에서 만들어지지 않는 필수지방산이 포함되어 있고, 지용성 비타민(A, D, E, K 등)의 흡수에도 도움을 준다.	9kcal/1g	
비타민류	몸의 기능을 유지하는 데 필요한 영양소로, 단백질, 탄수화물, 지질의 3대 영양소가 힘을 발휘하는 데 없어서는 안 된다. 수용성과 지용성이 있다.	열량은 없다.	
미네랄류	비타민처럼 몸의 기능을 유지하는 데 필요한 영양소이다. 단, 과잉 섭취에 의한 폐해가 있어 후생노동성은 1일 권장 섭취량을 설정하고 있다.	열량은 없다.	

비타민과 미네랄은 3대 영양소와 인체 기관이 체내에서 정상적으로 일할 수 있도록 돕는 작용을 하는데, 그 자체에는 몸을 움직이기 위해 사용되는 에너지를 갖고 있지 않다.

비타민이나 미네랄을 다량으로 섭취하면 건강해지는 것처럼 느껴진다. 그러나 근육이나 장기를 구성하고 에너지원으로 사용되는 3대 영양소가 부족하면 아무리 비타민과 미네랄을 섭취해도 인체를 구성하는 세포가 정상적으로 기능하거나 성장하지 못한다.

채소를 먹으면 식이섬유를 풍부하게 섭취하여 건강해질 수 있다고 생각할지 모르지만, 비타민이나 미네랄과 마찬가지로 3대 영양소가 부족한 상태에서 식이섬유만을 섭취해도 효과를 얻을 수 없다.

물론 채소 위주의 식사를 하는 채식주의자 중에는 건강한 식생활을 하고 있는 사람도 있다. 식물성 음식을 중심으로 하는 식사에서 콩 같은 곡물을 통해 식물성 단백질을 충분히 섭취하는 것은 물론 5대 영양소를 균형적으로 섭취하고 열량도 필요한 만큼 섭취하면 건강한 생활을 할 수 있는 것이다.

단식하면 요요현상이 찾아온다

단식할 때도 주의가 필요하다. 2~3일 단식하면 체중이 몇 킬로그램 줄어든다. 그래서 살이 빠졌다고 기뻐하는 사람도 있을 테지만, 그 대부분은 지방이 아니다. 장내 변이 배출되고 음식으로부터 섭취하고 있던 수분이 줄었을 뿐이다.

게다가 며칠 동안 단식하면 몸이 '기아 상태'가 되어 이번에는 지방을 축적하기 쉬워진다. 결국, 단식 직후에는 요요현상이 일어나기 쉬운 체질이 되어서 조심하지 않는다면 곧 원래 체중으로 돌아가 버린다.

단식하면 '정신이 맑아진다'고 말하는 사람도 있는데, 정신적으로 그렇게 느낀다면 부정할 생각은 없다.

다만, 단식을 자주 해서 체중이 줄었다가 늘었다가 하는 상황이 반복되면 몸에 큰 부담을 주기 때문에 주의해야 한다.

빈혈에도 주의

지나친 다이어트로 살을 뺀 사람이 운동하려고 하면 곧 숨이 차오르는데, 이것은 빈혈 증상이다.

몸속에서 산소를 운반하는 헤모글로빈은 철을 포함한 단백질인데, 철분이 부족하면 헤모글로빈이 제대로 만들어지지 않아 빈혈을 일으킨다. 산소가 충분히 몸 구석구석으로 운반되지 않는 상태이므로 운동 같은 것을 할 때가 아니다.

또한 임신 중에는 체내의 철분이 태아를 위해 최우선적으로 사용되기 때문에 쉽게 빈혈을 일으킨다.

한편, 월경 기간에는 출혈량이 많아서 빈혈이 되기도 한다. 특히 무리한 다이어트를 하고 있는 경우에는 일반적인 출혈량으로도 빈혈이 되기 쉽다.

빈혈이 의심되는 사람은 무리하여 운동하지 말고 병원에 가서 의사의 진료를 받아보자.

　식사 내용을 개선하고 건강보조식품으로 철분을 보충하여 빈혈을 개선하면 운동할 수 있는 몸이 될 것이다.

　물론 단순히 철분만을 보충하는 것뿐만 아니라 5대 영양소를 균형 있게 섭취하는 것이 중요하다. 헤모글로빈을 만들기 위해서는 철분 외에도 단백질이 필요하다. 기본적으로는 균형 잡힌 식생활이 중요하고, 거기에 운동을 통해 신체적인 부조를 고쳐 나가자.

요가만으로 운동이 된다?
이상적으로는
근력 트레이닝과 유산소운동도

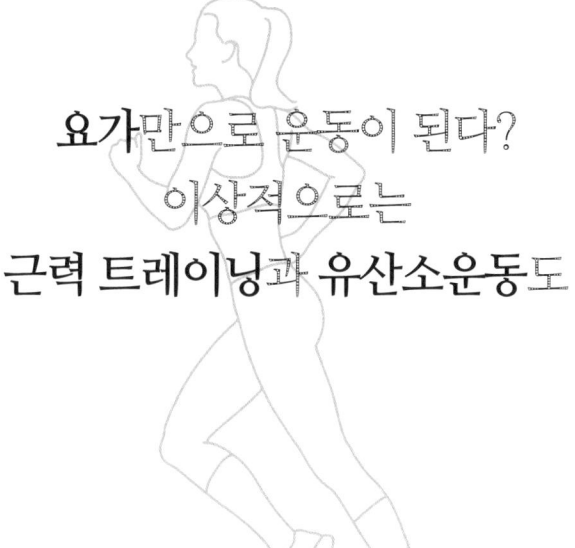

지금까지 대다수 여성은 근력이 부족하고, 이제껏 근육을 단련하기 위한 운동을 해본 적 없는 사람도 많다는 이야기를 했다.

그러는 한편으로, 최근 여성 중에도 뚜렷한 '식스팩'이 있는 단단한 복근을 목표로 하거나 엉덩이 근육을 단련하여 힙업(hip up)을 시키려고 하는 사람이 늘어나고 있다.

여기에는 언론매체의 힘이 매우 크다. TV나 잡지에 등장하는 여배우나 모델이 근력 트레이닝으로 탄력 있는 몸매를 만든 것이 화제로 다루어지면서, 많은 여성들이 '나도 해보자!' 결심하고 스포츠센터로 발길을 옮긴다.

이것은 매우 바람직한 현상이다.

옛날에는 '근육을 단련하면 몸이 울룩불룩해져서 싫다'며 꺼리는 여성이 많았지만, 지금은 여성들의 의식이 상당히 바뀌었다. '근육 있는 여성이 아름답다'는 이미지가 자리 잡고 있는 것이다.

과거에는 스포츠센터에서 남성이라면 근력 트레이닝, 여성이라면 다이어트를 위한 유산소운동이 정석으로 받아들여졌다. 그런데 지금은 그렇지 않다. 여성들도 적극적으로 운동기구와 덤벨을 이용한 트레이닝으로 근육을 단련하고 있다.

단, 필자가 스포츠센터에서 목격한 여성 중에는 부하가 너무 작아서 아무리 운동을 해도 근육이 생길 것 같지 않거나 무리한 자세로 덤벨을 들다가 허리를 다칠 것 같은 사람도 있었다.

따라서 효과적으로 근력 트레이닝을 하기 위해서라도 스포츠센터의 전문 트레이너에게 일단 상담을 받아볼 것을 권한다.

요가는 근육을 키우기에는 자극이 너무 작다

스포츠센터에서 인기 있는 운동 프로그램이라고 하면 요가를 꼽을 수 있다.

여성 중에는 "정기적으로 어떤 운동을 합니까?"라고 물으면 "요가를 하고 있습니다"라고 대답하는 사람이 의외로 많다.

확실히, 요가를 하고 있으면, 어쩐지 '운동하고 있다'는 기분이 든다.

하지만 건강을 목적으로 운동하는 것이라면 요가만으로는 운동 강도가 부족하다.

요가는 호흡을 의식하며 다양한 자세로 온몸의 근육을 당기고 늘인다. 그 자체는 유연성을 높이고 의식을 자신의 내면으로 향하게 한다는 의미에서 매우 좋은 운동이다. 게다가 어느 정도는 혈액순환을 촉진하는 데 도움을 준다.

그러나 근력 트레이닝이나 유산소운동을 대신할 만큼은 되지 못한다.

지금까지 말해온 것처럼, 비만을 해소하거나 장차 찾아올지도 모르는 운동기능저하 증후군 또는 골다공증을 예방하기 위해서는 근육이 생기는 운동을 하는 것이 중요하다. 그런데 요가만으로는 근육에 충분한 자극이 전달되지 않는다.

물론 요가에도 여러 종류가 있고, 그중에는 근육을 단련하는 것도 있을 것이다. 그러나 피지컬 트레이너로서는, 근육을 키우기 위해서는 근력 트레이닝이 요가보다 더 효율적이라고 생각한다.

근력 트레이닝도 조깅도 요가도 지나치면 독!

오해가 없도록 밝혀두는데, 필자는 요가가 건강에 좋은 운동이라는 사실을 부정하는 게 아니다.

요가는 업무 스트레스를 해소하거나 집중력을 높이는 데에는 훌륭한 운동이다.

일본의 남자 럭비 국가대표팀이 요가를 훈련에 도입한 것이 뉴스에서 소개된 적이 있다. 강도 높은 훈련을 하는 선수가 요가를 통해 자신의 내면으로 의식을 향하게 함으로써 마음이 차분해지고 퍼포먼스가 향상

되어 신체 부상을 예방하기도 한다.

트레이너로서 말하면, 운동선수가 아닌 일반인이 자신의 건강을 목표로 운동한다면 주 2회는 근력 트레이닝과 조깅 같은 유산소운동을 하고, 여기에 더하여 주 1회 요가를 권한다.

그러면 균형적으로 몸과 마음의 건강을 유지할 수 있다.

'요가만으로도 충분히 건강해질 수 있다'는 생각에서 한 주에 몇 번이고 요가를 하는 사람이 있다면, 이번에는 '지나칠' 것이 우려된다.

요가는 골반을 중심으로 하여 팔다리를 움직인다. 근력이 없는 사람이 요가를 과도하게 하면 골반 주변의 근육 장력의 균형이 무너져 척추나 고관절의 안정이 깨어질 우려가 있다.

이런 운동 과잉의 문제는 요가에 그치지 않는다. 근력 트레이닝도 조깅도 과하면 신체적인 문제가 발생한다.

근력 트레이닝을 지나치게 해서 허리가 아프거나 조깅을 너무 많이 해서 고관절이나 무릎이 상하는 사람도 있다.

앞에서 여성은 남성에 비하여 운동 습관을 가진 사람이 적다고 이야기했는데, 그와 반대로 운동에 지나치게 몰입하는 여성도 많다.

운동뿐 아니라 다이어트에 지나치게 빠져 있거나 건강에 좋다고 알려진 식품을 꾸준히 섭취하는 것도 여성의 특징이라고 할 수 있다.

식사도 그렇지만 운동 역시 건강을 위해서는 균형이 중요하다. 부디 적절하게 하자.

칼럼

아랫배만 나온 사람은
자궁근종·난소낭종일지도?

여성에게는 하반신에 지방이 축적되는 '피하지방형 비만'이 많고, 남성은 복부 주변에 불룩하게 지방이 축적되는 '내장지방형 비만'이 많다고 설명했다.

그런데 만약 여성 중에 '아랫배만 불룩' 나온 사람이 있다면 자궁근종이나 난소낭종일지도 모른다.

자궁근종과 난소낭종은 양성종양이라 생명을 위협하지는 않지만, 월경 중에 증상이 나타나 힘들어하는 사람이 적지 않다.

자궁근종은 증상이 없으면 경과를 관찰하는 것만으로 괜찮지만, 월경량이 많아지거나 빈혈 등의 증상으로 일상생활에 지장을 초래하는 경우에는 수술 등의 치료가 필요하다. 한편 난소낭종은 증상이 없어도 '불룩'할 정도로 커졌다면 기본적으로 수술로 제거한다.

자궁근종도 난소낭종도 여성에게 흔한 질병이므로, 불룩한 아랫배가 마음에 걸린다면 산부인과를 찾아 진료를 받아보자.

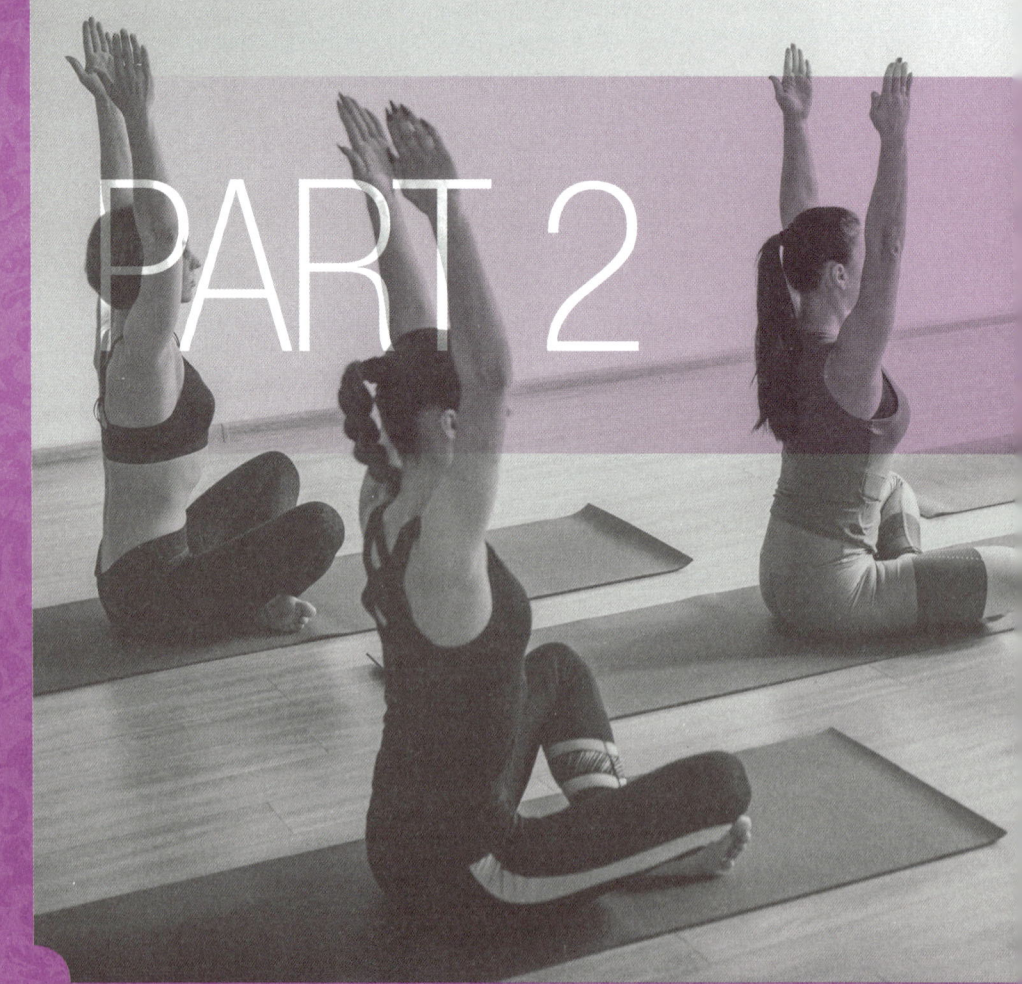

PART 2

'어깨결림'을 해소하는
동적 스트레칭과
근력 트레이닝

> **어깨결림**

마사지를 받아도
근본적인 해결은
되지 않는다!

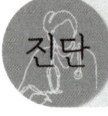 **진단** 어깨나 목 주변 근육에 통증이나 당김, 결림이 발생한다.

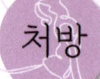 **처방** 동적 스트레칭으로 혈행을 개선하고 근력 트레이닝으로 어깨 주변의 근력을 키운다.

'어깨결림'으로 고통받는 여성은 매우 많다.

일본 후생노동성이 발표한 〈국민생활 기초조사〉(2016년)에서는 병이나 부상 등의 자각증상이 있는 사람 중 가장 많은 여성이 '어깨결림'을 꼽았다. 그 다음으로 '허리통증'과 '팔다리의 관절통'이 뒤를 이었다.

어깨결림이 심해지면 여러분은 어떻게 할까?

아마도 많은 사람이 '마사지를 받는다'고 말하지 않을까? 마사지를 받으면 순간 혈액순환이 좋아져서 통증이 사라진다. 그러나 잠시 시간이 지나면 다시 어깨결림이 재발한다. 그러면 통증을 견디다가 다시 마사지를 받으러 가는 일을 반복한다.

혹은 어깨결림이 심해지면 정형외과를 찾는 사람도 있을 것이다. 어쩌면 어깨의 심한 통증은 어깨결림이 아닌 경추 헤르니아나 흉곽출구

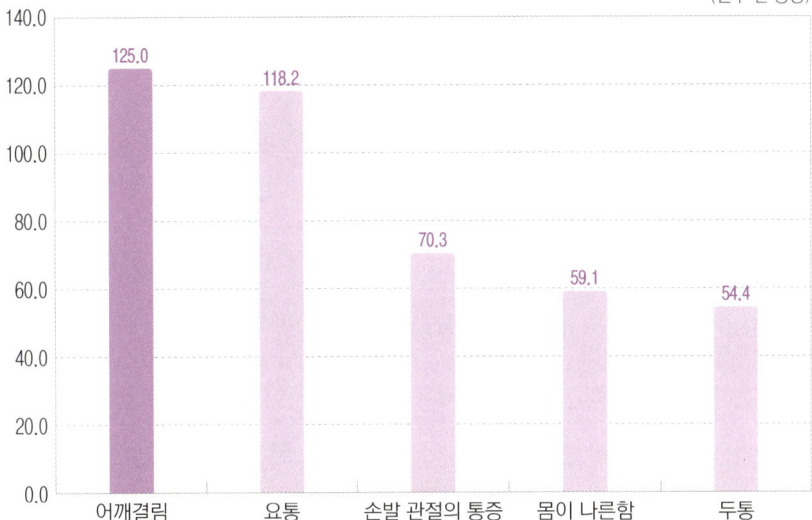

증후군이 원인일 수도 있다.

경추 헤르니아는 경추(목뼈)에 압력이 가해져 추간판 가운데에 있는 수핵이 튀어나와 신경을 압박하여 목이나 어깨, 팔이 저리게 된다. 또 흉곽출구 증후군은 어깨가 처진 여성에게 많은데 역시 어깨나 팔이 저린다.

만일 이 같은 증상이 있다면 정형외과에 가서 진료를 받아보자.

단, 정형외과에서 병을 치료할 수는 있어도 어깨결림 그 자체는 고칠 수 없다.

그것은 왜일까?

어깨결림의 근본적인 원인은 무엇인가?

어깨결림의 원인으로 크게 다음의 3가지를 생각할 수 있다.

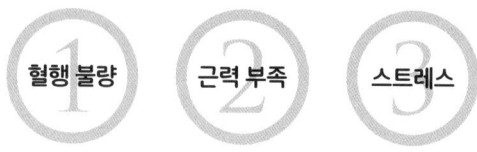

장시간 컴퓨터 앞에서 일하거나 무거운 짐을 들고 이동하면 어깨결림이 일어나는 것을 많은 사람이 경험적으로 알고 있을 것이다.

같은 자세로 오랜 시간 컴퓨터를 조작하면 특정 근육이 긴장한 상태가 이어지고 그곳의 혈액순환이 나빠진다. 무거운 짐을 들고 있을 때도 마찬가지로, 짐을 들기 위해 사용하는 근육이 오래도록 긴장하여 그곳의 혈액순환이 안 좋아지는 것이다.

혈액순환이 나빠지면 그 부분의 근육에 산소나 영양소가 적절히 운반되지 않는다. 또한 대사에 의해 만들어진 노폐물도 잘 배출되지 않는다. 그 결과, 결림이나 부종, 통증이 발생하는 것이다.

결국 '어깨나 목 주변 근육의 혈행 악화'가 어깨결림의 정체다.

마사지를 받으면 순간적으로 혈행이 좋아지기 때문에 결림이나 통증은 사라진다. 그러나 그것은 어디까지나 일시적인 것이다. 근본적인 원인을 해소하지 않는다면 어깨결림은 곧 재발한다.

어깨결림의 근본 원인은 여성에게 흔한 '근력 부족'이다.

머리나 팔을 지탱하는 데 사용되는 특정 근육의 힘이 약해지면 적은 근력으로 지탱할 수밖에 없어서 아무래도 그 부분의 긴장 상태가 오래 이어지면서 혈행이 나빠진다. 그런 까닭에 어깨결림이 반복된다.

어깨결림을 근본적으로 해결하기 위해서는 근력을 키우는 수밖에 없다. 근력을 키우기 위해서는 근력 트레이닝이 효과적이라는 것은 새삼 말할 나위도 없다.

마지막으로 '스트레스'도 어깨결림을 일으키는 원인이다.

압박감이나 고민으로 스트레스를 느끼면 그것이 곧 근육을 긴장시켜 어깨결림이 일어난다.

필자는 피지컬 트레이너로서 올림픽 출전 선수도 지도한 적이 있는데, 큰 대회를 앞두고 두개골 아래부터 어깨에 걸쳐 있는 승모근(위쪽)이라는 근육이 딱딱하게 뭉쳐 어깨결림이 심해지는 선수가 있었다. 좋은 성과를 내야만 한다는 부담감이 어깨결림을 초래하는 것이다.

이처럼 업무 스트레스나 직장이나 가정의 인간관계에서 오는 문제가 스트레스가 되어 자율신경을 무너뜨려 어깨결림이 일어나기도 한다. 자율신경의 균형이 어떻게 무너지는지에 대해서는 104쪽[자율신경의 문제는 일을 줄여도 개선되지 않는다?]에서 자세히 설명한다.

어깨결림을 해소하기 위해서는 동적 스트레칭과 근력 트레이닝!

똑같은 자세를 계속 유지함으로써 일어나는 근육의 긴장을 풀고 혈액 순환을 개선하기 위해서는 어떤 운동이 좋을까?

근육의 긴장을 풀어주는 데에는 스트레칭이 최고라고 생각하는 사람이 많을 것이다.

스트레칭은 크게 나누어 '정적 스트레칭'과 '동적 스트레칭'의 두 종류가 있다.

정적 스트레칭은 근육을 천천히 늘리는 것이고, 동적 스트레칭은 팔다리를 중심으로 여러 방향으로 몸을 적극적으로 움직이는 것이다.

어깨결림에 효과를 기대할 수 있는 스트레칭은 주로 동적 스트레칭이다. 장시간의 컴퓨터 작업으로 딱딱하게 뭉친 근육은 '늘어진 상태'로 굳어 있는 경우가 많아서, 그것을 풀어주기 위해서는 동적 스트레칭이 제격이다.

다음 페이지부터 어깨결림에 효과적인 동적 스트레칭을 소개한다. 견갑골 주변 근육을 동적 스트레칭으로 반복해 움직여주면 혈행이 개선되고 긴장도 풀어진다. 책상 앞에서 업무를 하다가 지쳤을 때 동적 스트레칭을 하면 머리가 개운해질 것이다.

한편 근력 부족을 해소하기 위해서는 어깨 주변의 근력을 단련한다. 여기서는 물이 든 페트병을 덤벨 대신으로 이용하는 근력 트레이닝을 소개한다.

어깨 주변의 근력 트레이닝을 해보고, 힘들다면 페트병에 담긴 물의 양을 줄이거나 페트병을 더 작은 것으로 바꾸는 등 부하를 조정해보자.

근력 부족이 해소되고 바른 자세를 유지할 수 있게 되면 만성적인 어깨결림을 해결할 수 있다. 꼭 열심히 단련해보자.

스트레스로 인해 어깨결림이 있는 경우에는 운동으로 스트레스를 해소하는 것도 좋다. 일정한 리듬에 맞추어 운동하면 기분전환이 될 수 있다. 어깨결림에 좋은 동적 스트레칭으로도 정신적인 긴장을 풀어주는 효과를 기대할 수 있다.

또한 스트레스를 받아 잔뜩 긴장한 탓으로 깊은 잠을 자지 못하는 사람은 108쪽부터 소개하는 '점진적 근육이완법'을 시도해보자. 숙면을 취할 수 있는 것은 물론, 어깨결림이 해소되는 효과도 기대할 수 있을 것이다.

자율신경의 균형이 무너져서 생긴 문제를 해소하면, 그로 인한 두통이나 어깨결림도 얼마든지 좋아질 수 있다. 마사지만으로 해결하려고 하지 말고 자신의 힘으로 근육을 단련하여 근본적인 원인을 개선하도록 노력해보자.

어깨결림을
풀어주는 동적 스트레칭

1 견갑골의 삼각운동
운동 효과: **혈행 촉진**

다섯번째
동영상

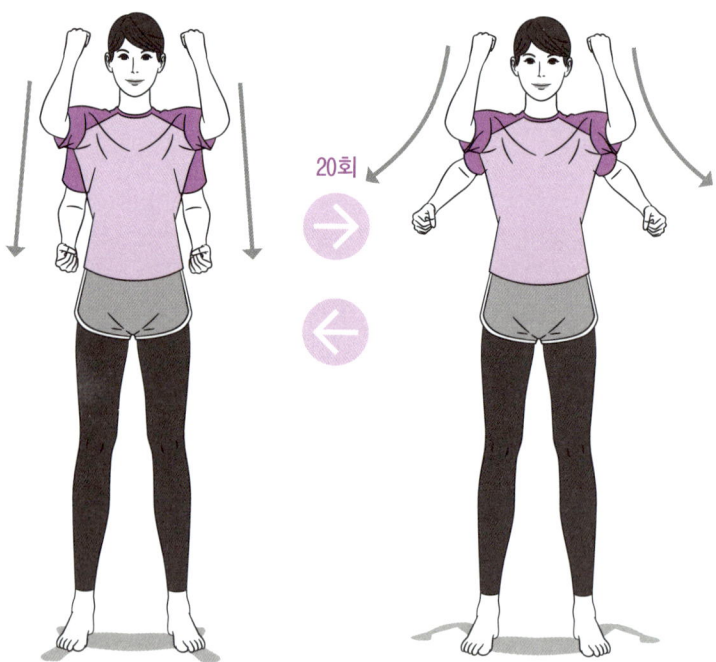

20회

❶ 양팔을 구부린 채 위로 올렸다가 아래로 내린다.

❷ 이어서, 팔을 들어 올린 뒤에 팔꿈치를 비스듬히 벌리며 내린다. ❶과 ❷를 교대로 리드미컬하게 실시하여, 팔꿈치로 삼각형을 그린다.

어깨결림을 풀어주는 동적 스트레칭

2 견갑골의 원운동

운동 효과: **혈행 촉진**

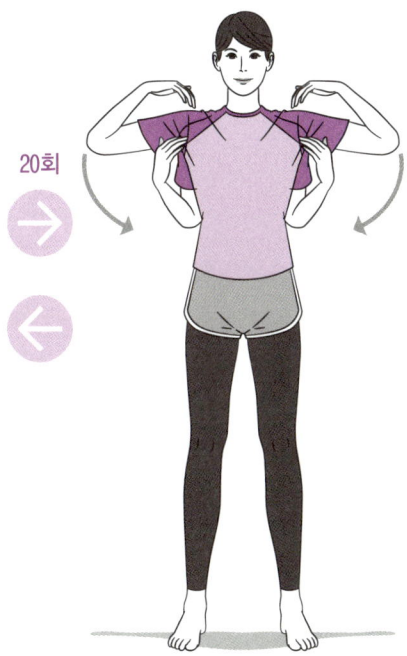

20회

❶ 양팔을 구부린 채로 팔꿈치를 크게 앞으로 들어 올린다.

❷ 팔꿈치가 위까지 오면 견갑골을 모으듯이 팔꿈치를 벌리면서 아래로 내린다. 팔꿈치로 원을 그리며 리드미컬하게 돌린다.

어깨결림을
풀어주는 동적 스트레칭

3 견갑골의 삼각운동 & 원운동
운동 효과: **혈행 촉진**

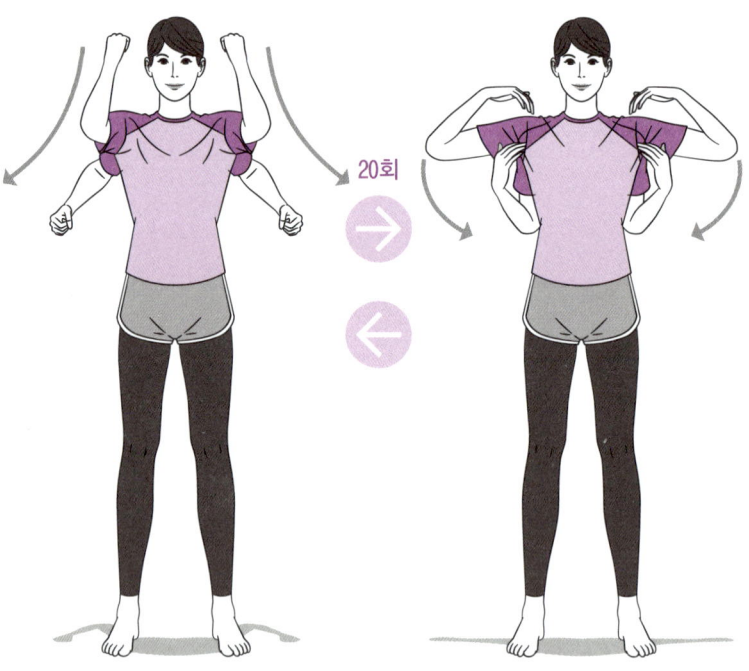

❶ 양팔을 구부린 채 위로 올리고 팔꿈치를 비스듬히 벌리면서 내린다.

❷ 팔꿈치를 크게 앞으로 들어 올리고 위까지 올렸다면 견갑골을 모으고 팔꿈치를 벌리면서 내린다. 팔꿈치로 원을 그리듯 한다. ❶과 ❷를 교대로 리드미컬하게 반복한다.

**어깨결림을
풀어주는 동적 스트레칭**

4 견갑골의 서클 운동

운동 효과: **혈행 촉진**

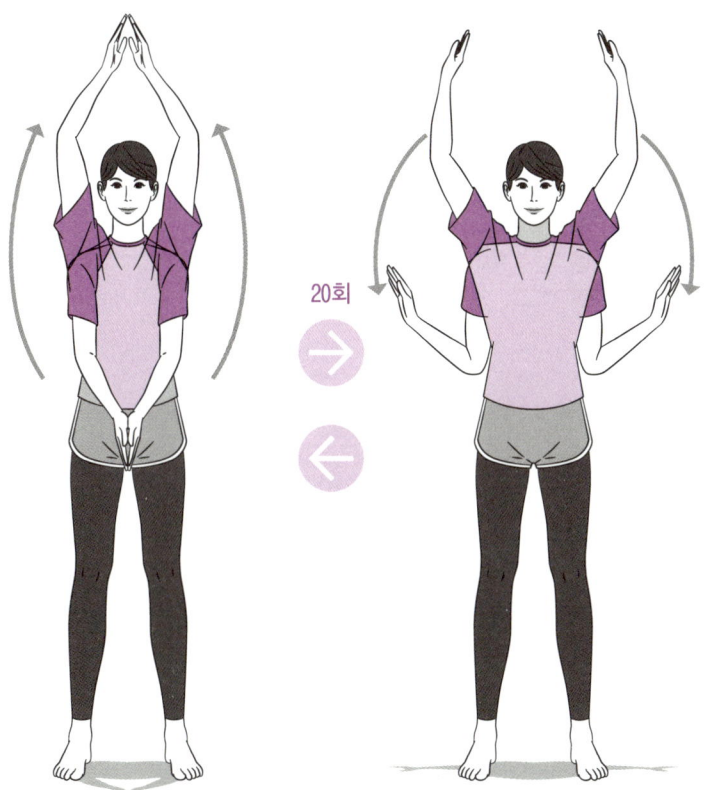

① 양팔을 아래에서 모으고 그대로 곧게 위로 들어 올린다.

② 위에서 손을 뒤집어 팔꿈치를 천천히 당겨 내린다. 다시 아래에서 손을 모은다. ①과 ②를 교대로 리드미컬하게 반복한다.

**어깨결림을
풀어주는 동적 스트레칭**

5 팔꿈치 당기기와 고개 숙이기

운동 효과: **혈행 촉진**

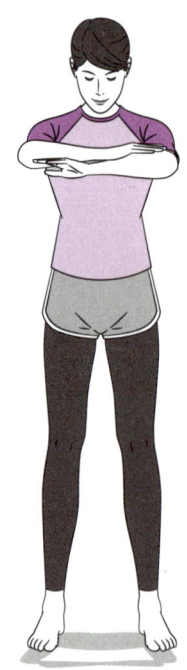
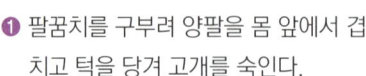
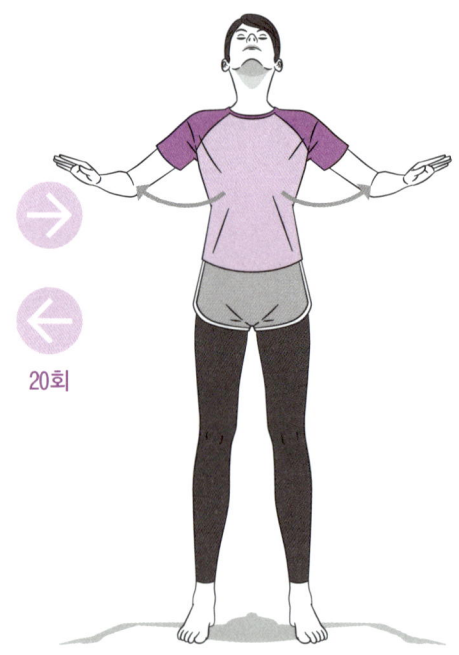

20회

❶ 팔꿈치를 구부려 양팔을 몸 앞에서 겹치고 턱을 당겨 고개를 숙인다.

❷ 팔꿈치를 벌리고 견갑골을 모으는 동시에 얼굴을 위로 향한다. 견갑골을 모으는 동작과 목 동작을 병행하여 실시한다. ❶과 ❷를 리드미컬하게 반복한다.

어깨결림을 해소하기
위한 어깨 주변의 근력 트레이닝

1 옆으로 올리기

운동 효과: **삼각근**

여섯번째
동영상

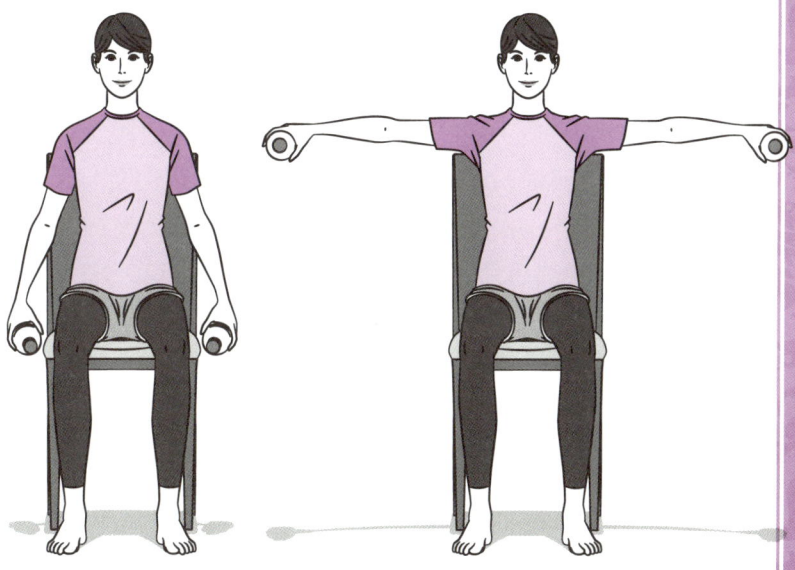

❶ 의자에 앉아 팔을 아래로 내린 상태에서 500mL 또는 1L짜리 페트병을 양손에 각각 하나씩 든다.

❷ 팔을 뻗은 채로 천천히 페트병을 옆으로 들어 올렸다가 팔이 바닥과 평행해지면 다시 내린다. 어깨가 움츠러들지 않도록 주의한다. 20회×2세트를 목표로 한다.

어깨결림을 해소하기
위한 어깨 주변의 근력 트레이닝

2 어깨 올리기

운동 효과: **삼각근**

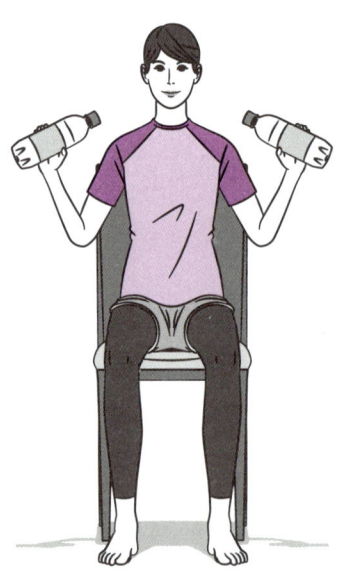

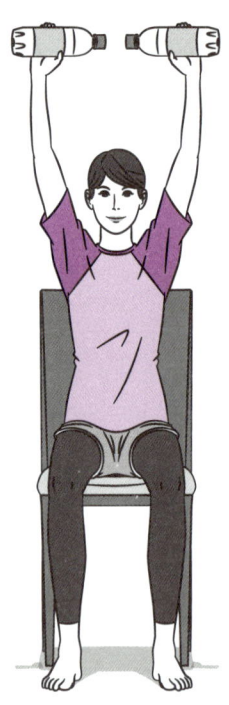

❶ 의자에 앉아 팔꿈치를 구부린 상태에서 500mL 또는 1L짜리 페트병을 양손에 각각 하나씩 든다.

❷ 양손에 든 페트병을 어깨 위에서 천천히 위로 뻗듯이 들어 올린다. 팔을 쭉 뻗었다면 이번에는 페트병을 아래로 내려 원래 자세로 돌아온다. 20회×2세트를 목표로 한다.

칼럼

'저혈압'이나 '빈혈'로 인한 어깨결림에도 주의!

　근육이 혈행 불량이 되면 어깨결림이 일어난다. 같은 자세로 장시간 있으면 아무래도 특정 근육이 내내 긴장하고 있어 혈행이 나빠지는데, 이것은 앞에서 소개한 동적 스트레칭으로 해소할 수 있다.

　그런데 다른 원인으로 근육의 혈행이 악화되기도 한다. 예컨대 저혈압인 사람은 혈액이 충분히 근육을 돌지 않아서 혈행이 나빠진다. 또한 빈혈이라면 근육에 산소가 충분히 공급되지 못하기 때문에 어깨결림이 일어나기도 한다.

　저혈압에는 체질에 의해 일어나는 '본태성 저혈압'과 일어설 때 현기증이 나거나 통근 전철에서 오랜 시간 서 있으면 속이 울렁거리는 '기립성 저혈압'이 있다. 이들 증상을 개선하기 위해서는 생활습관을 돌아볼 필요가 있다.

　또한 빈혈을 치료하기 위해서는 의사와 상담한 뒤에 약물이나 건강보조식품을 먹는 방법도 고려해두는 것이 좋다.

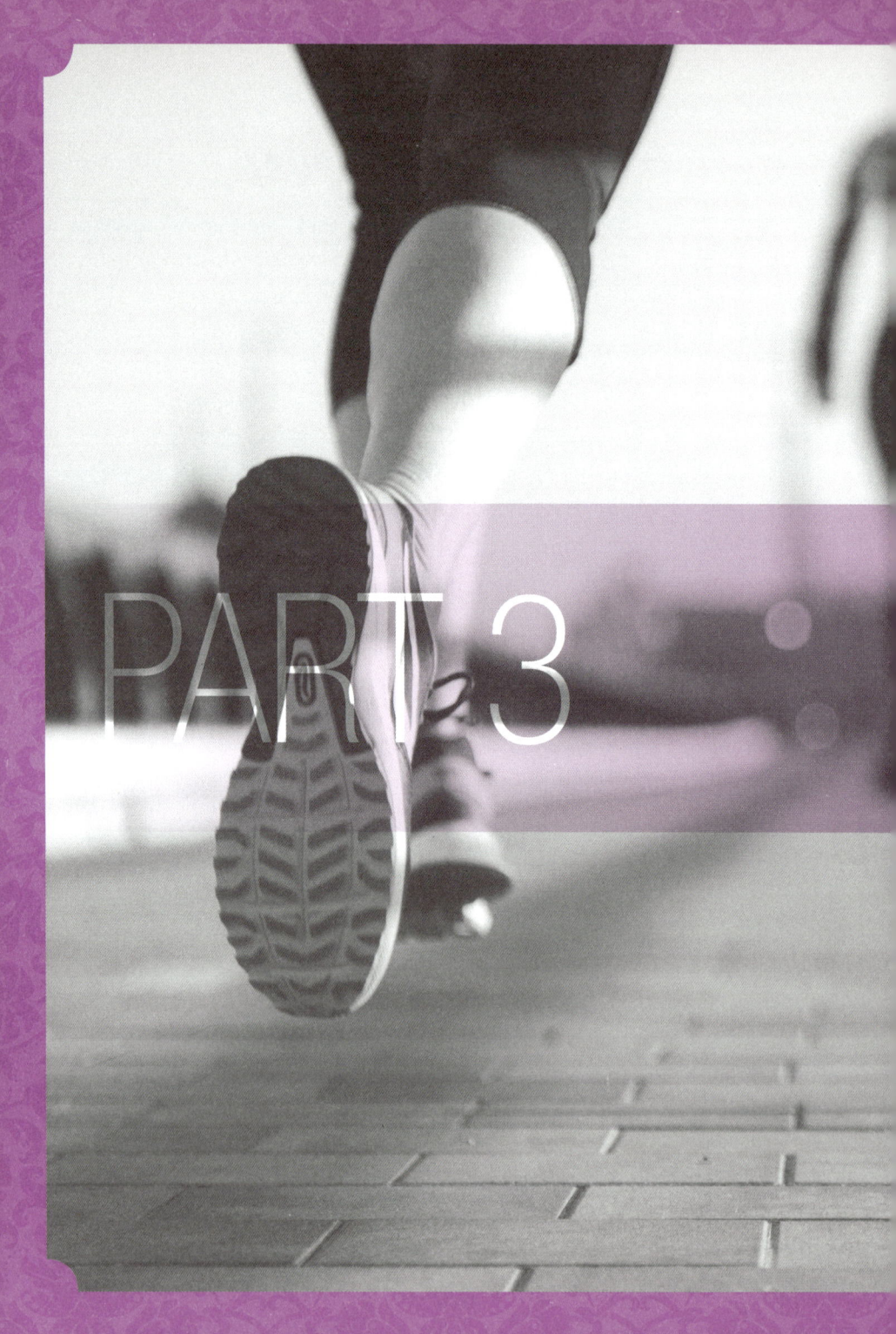

PART 3

'다리 부종'도 근력 부족이 원인

다리 부종

운동으로 다리의 부종을 말끔히 해소하자!

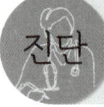 종아리 근육의 펌프 기능이 약해서 혈액이 위로 올라가지 못한다.

 근육에 힘을 주어 멈춘 다음 재빨리 동작을 반복하여 펌프 효과를 높인다.

피지컬 트레이너로서 자주 듣는 여성들의 신체적 부조라면 '다리가 자주 붓는데 어떻게 하면 좋을까요?'를 꼽을 수 있다.

저녁이 되면 종아리가 퉁퉁 부어서 신고 있는 구두도 꽉 끼고 몸도 나른해 힘들다. 귀가할 무렵이면 다리가 붓고 무겁게 느껴져 한시라도 빨리 소파 위에 다리를 얹고 편하게 있고 싶다고 말한다.

그렇다면 '부종'은 어떤 현상일까?

인체는 약 60%가 수분으로 이루어져 있다. 그중 3분의 2는 세포 안에 있고, 나머지 3분의 1은 세포 밖에 있다. 그리고 세포 밖에 있는 수분은 혈액에 포함된 수분과 세포들 사이를 채우는 수분으로 나뉜다.

이런 체내 수분 배분의 균형이 무너져 세포들 사이에 다량의 수분이 쌓이는 것을 '부종'이라고 한다. 혈관에서 세포들 사이로 흘러나오는 수분이 많아지거나 세포들 사이에서 혈관이나 림프관으로 흡수되는 수분이 줄면 붓게 되는 것이다.

또한 수분을 과잉 섭취해도 쉽게 붓는다. 체내 수분량이 많아져 혈관에서 세포들 사이로 흘러나오는 수분의 양이 증가하기 때문이다. 또한 염분을 과잉 섭취해도 잘 붓는다. 염분을 섭취하면 수분을 다량으로 흡수하는 성질이 있는 나트륨이 되어 체내로 운반되기 때문이다.

그 밖에 수면 부족이나 수면 전 음주, 스트레스 등도 부종을 일으키는 원인이 된다. 또한 살이 찐 사람, 키가 큰 사람도 쉽게 다리가 붓는다.

'밀킹 액션' 부족도 그 원인

다리가 붓는다고 해도 양말 자국이 발목에 조금 남는 정도라면 정상이다. 하룻밤 자고 나면 원래 상태로 회복되는 일회성이라면 걱정하지 않아도 된다.

그런데 다리의 부종은 어떻게 일어나는 것일까?

일반적으로 심장에서 나온 혈액은 동맥에서 다리의 모세혈관으로 흘러들어가 정맥에 이른다. 그리고 정맥에서는 중력에 거슬러 아래에서 위를 향해 혈액이 흘러가 다시 심장에 도달한다. 그런 까닭에 정맥에는 혈액의 역류를 막기 위한 '판(정맥판)'이 있다.

혈액이 중력을 거슬러 정맥 안을 흐르는 것은 꽤나 큰일이다. 만약 심장에서 혈액을 밀어내는 힘만으로 중력을 거슬러 다리 정맥 속으로 혈액을 흘려보내려 한다면 심장에는 상당한 부담이 된다.

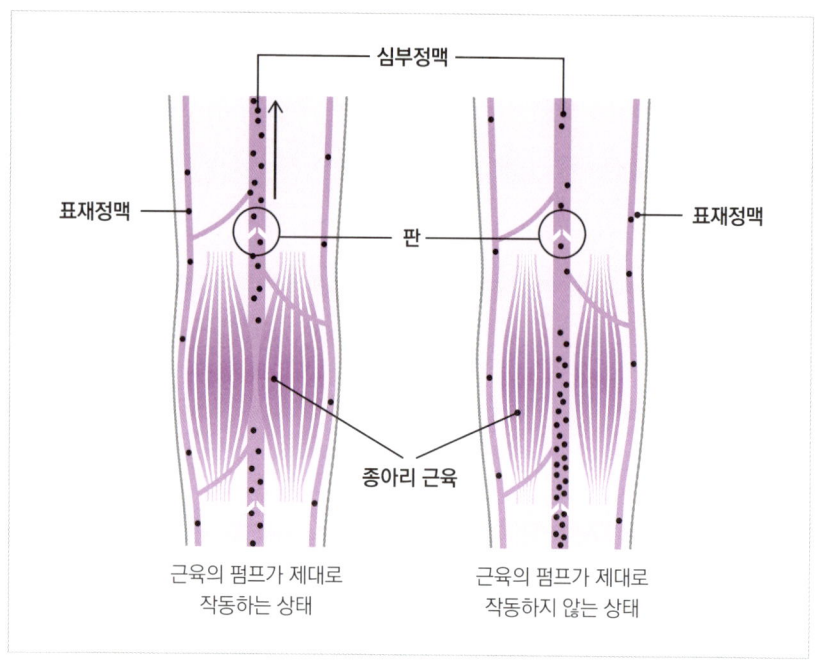

근육에 의한 펌프 효과(밀킹 액션)

이때 근육이 등장한다. 종아리 근육이 혈관 주위에서 수축과 이완을 반복함으로써 혈액이 심장을 향해 쭉쭉 밀려 올라간다. 이 현상을 가리켜 '정맥환류'라고 하는데, 이 근육의 움직임이 마치 소 젖을 짤 때와 비슷하다고 하여 '밀킹 액션'이라고도 한다.

그리고 이런 근육의 펌프 작용으로 인해 종아리는 '제2의 심장'이라고 불린다.

앉아 있을 때보다도 서 있을 때 더 중력을 거스르며 혈액이 흘러가기 때문에, 서서 일하는 사람은 더욱 쉽게 다리가 붓는다. 서 있는 상태에서 계속 같은 자세로 있으면 밀킹 액션이 일어나기 어렵다.

또한 책상에서 일할 때에도 다리 근육을 움직이지 않는 상태가 길어지면 역시 부종이 일어난다.

그리고 근력이 부족한 사람도 밀킹 액션이 충분히 일어나기 어려우므로 주의가 필요하다.

제2의 심장의 힘이 약하기 때문에 만성적인 다리 부종으로 고민하게 된다. 종아리를 주무르거나 따뜻한 물을 받은 욕조에 들어가 마사지를 하면 일시적으로는 해소될지 모르지만, 곧 다시 다리가 붓는다.

근력 부족으로 다리가 붓는 사람은 근본적인 원인을 해소하기 위해 근력 트레이닝으로 근력을 키워줄 필요가 있다.

등척성 수축을 도입한 운동을

다리 부종이 심한 경우에는 어떻게 하면 좋을까?

종아리를 손으로 주무르거나 뜨거운 팩으로 찜질하는 사람도 많다. 그래서 증상이 완화된다면 다행이지만 효과를 보지 못했다면 96쪽부터 소개하는 운동을 실시해보자. 틀림없이 부종이 말끔히 해소될 것이다.

이것은 허벅지나 종아리 근육을 사용하는 운동이다. 포인트는, 먼저 허벅지나 종아리 근육에 강하게 힘을 준 상태에서 그대로 5초간 정지하는 것이다. 이처럼 근육을 긴장시킨 상태에서 정지하는 것을 전문용어로 '등척성 수축/정적 근력 트레이닝'이라고 한다.

근육에 강하게 힘을 준 상태로 5초간 정지하면 일시적으로 허벅지와 종아리의 혈액을 고이게 한다. 그 상태에서 갑자기 재빠르게 프런트 런지나 사이드 런지의 동작을 반복함으로써 근육에 의한 펌프 효과를 이끌어낸다.

　근력 부족으로 다리가 쉽게 붓는 사람도 이 운동을 반복하면 서서히 근력이 생긴다. 단, 본격적으로 근력을 키우기 위해서는 30쪽부터 소개하는 하반신의 근력 트레이닝을 실시하는 것이 좋다.

하지정맥류나 심장·신장 질환이 원인일 수 있다!

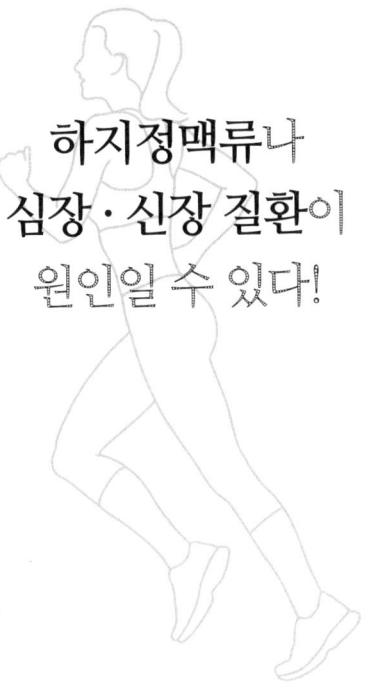

다리 부종은 매우 흔한 증상이지만, 그 이면에 질환이 숨어 있는 경우도 있다.

예컨대 '하지정맥류'가 그것이다. 45세 이상의 일본인 5명 중 1명이 하지정맥류일 정도로 매우 흔한 병이다.

하지정맥류는 그 이름대로 다리의 정맥에 '혹' 같은 것이 생겨서 혈액이 정체하는 상태가 된다. 허벅지 뒤쪽이나 종아리에 울퉁불퉁하게 부풀어 오르거나 거미줄 같은 혈관이 보이기도 한다.

이 하지정맥류가 되면 다리가 붓는다.

앞에서 다리의 정맥에는 혈액의 역류를 방지하기 위한 정맥판이 있다고 설명했는데, 이 판이 고장 나 혈액이 심장으로 되돌아가지 못하고 정맥 안에 정체하면서 혹이 생기는 것이다.

하지정맥류라면 다리가 나른하고 무겁게 느껴지며, 가려움증이 나타나기도 한다. 이런 증상이 있다면 의료기관에서 치료가 필요한 경우도 많으니 진찰을 받아보자.

한편 피부 표면 가까이에 있는 정맥이 거미줄 모양으로 넓게 퍼져 보일 뿐, 특별히 다리가 나른하다거나 하는 등의 증상이 나타나지 않는다면 다음 페이지부터 소개하는 다리 부종을 해소하는 운동으로 개선할 수 있다. 종아리 근육에 의한 밀킹 액션이 약하다면 정맥판이 고장 나기 쉽다. 또한 다리 부종은 흔히 양쪽 다리에서 나타나는 것에 비해, 하지정맥류에 의한 부종은 대개 정맥류가 생긴 한쪽 다리에서 나타난다.

'이코노미클래스 증후군'에 의한 부종

이른바 '이코노미클래스 증후군'으로도 다리가 붓는다.

비행기 안에서 오랜 시간 다리를 움직이지 않고 있으면 혈액이 정체되어 굳어서 다리의 정맥에 핏덩어리(혈전)가 생긴다.

혈전으로 인해 정맥이 막히면 다리가 붓거나 통증이 생기거나 다리의 색이 변하는 등의 증상이 나타난다(심부정맥 혈전증). 그리고 그 혈전이 폐에 이르러 폐동맥을 막아버리면 호흡 곤란 또는 가슴 통증을 일으키거나 혈압이 저하되어 목숨이 위태로워지기도 한다(폐혈전색전증).

이코노미클래스 증후군을 예방하기 위해서는 비행 중에도 다리를 마사지하거나 발끝과 발뒤꿈치를 올렸다 내렸다 하는 운동으로 혈액순환을 촉진시키는 것이 중요하다.

월경 전 자연히 발생하는 부종

여성은 호르몬의 영향으로도 부종이 일어난다.

월경전증후군(PMS)의 증상으로 붓는 것이 그런 경우이다. 월경전증후군이란 월경 전에 3~10일간 지속되는 정신적 또는 신체적 증상으로, 여성호르몬의 변동과 밀접한 관계가 있다.

월경 전에는 황체호르몬(프로게스테론)이 상승한다. 그 영향으로 쉽게 붓는데, 이 경우에는 다리뿐 아니라 온몸이 붓는다.

황체호르몬의 증가에 의한 부종은 병이 아니라 신체의 생리적인 반응이다.

월경전증후군에 의한 부종도 종아리를 마사지하거나 운동으로 밀킹 액션을 일으키면 어느 정도는 개선을 기대할 수 있다.

심장이나 신장, 갑상선 질환으로 일어나는 부종

이 밖에도 내장 질환에 의하여 부종이 생기기도 한다.

예를 들어, 심부전에 의해 심장이 혈액을 잘 순환시키지 못하거나 신부전에 의해 신장이 수분을 소변으로 원활히 배출하지 못하게 되었을 때이다. 혈액순환이 나빠지거나 체내 수분이 많아지면 혈관에서 세포들 사이로 흘러나오는 수분의 양이 증가하기 때문이다.

또한 갑상선 질환으로 붓는 경우도 있다. 이런 질환은 의료기관을 찾아가 진료를 받도록 한다.

다리의 부종을
해소하기 위한 운동

1 프런트 런지

운동 효과: **하반신 전체**

일곱번째
동영상

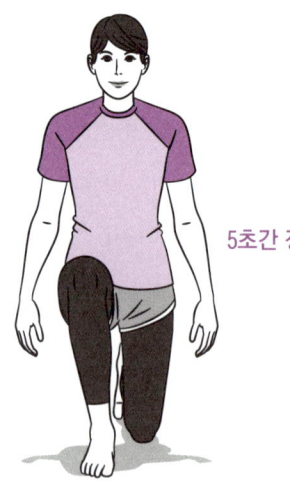

5초간 정지

❶ 한 발을 크게 앞으로 내딛고 허리를 깊이 낮추어 프런트 런지를 실시한다. 이 상태에서 5초간 정지한다(등척성 수축). 이것으로 다리의 혈액을 일시적으로 울혈시킨다.

다리의 부종을
해소하기 위한 운동

1 프런트 런지
운동 효과: 하반신 전체

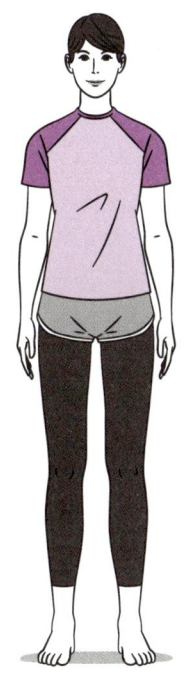

5회

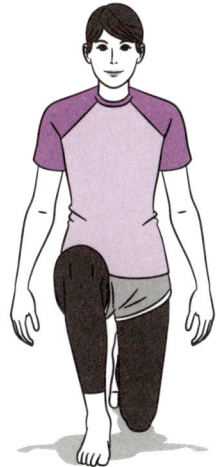

❷ 일단 일어난 뒤에, ❶과 같은 다리를 앞으로 내딛고 프런트 런지를 5회 연속하여 신속하게 실시한다. 좌우 반대쪽 다리도 같은 방법으로 실시한다. 2세트를 목표로 한다.

다리의 부종을
해소하기 위한 운동

2 사이드 런지

운동 효과: **하반신 전체**

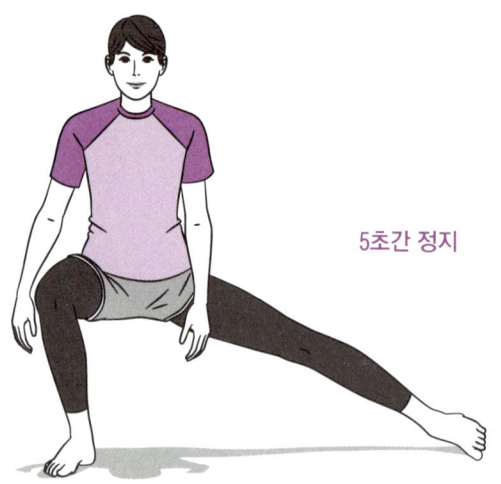

5초간 정지

❶ 한 발을 크게 옆으로 내딛고 허리를 깊이 낮추어 사이드 런지를 실시한다. 이 상태에서 5초간 정지한다(등척성 수축). 이것으로 다리의 혈액을 일시적으로 울혈시킨다.

다리의 부종을
해소하기 위한 운동

2 사이드 런지
운동 효과: 하반신 전체

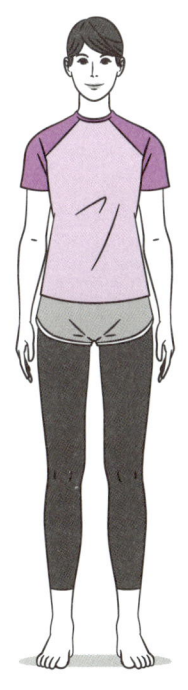

5회

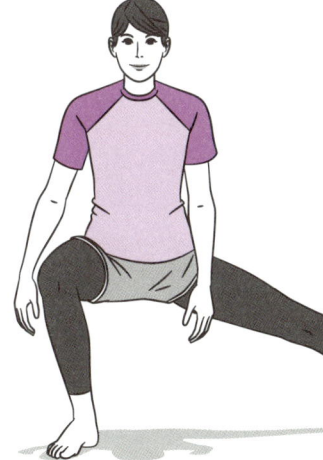

❷ 일단 일어난 뒤에, ❶과 같은 다리를 옆으로 내딛고 사이드 런지를 5회 연속하여 신속하게 실시한다. 좌우 반대쪽 다리도 같은 방법으로 실시한다. 2세트를 목표로 한다.

다리의 부종을
해소하기 위한 운동

3 종아리 근육 운동

운동 효과: **허벅지 전체 · 종아리**

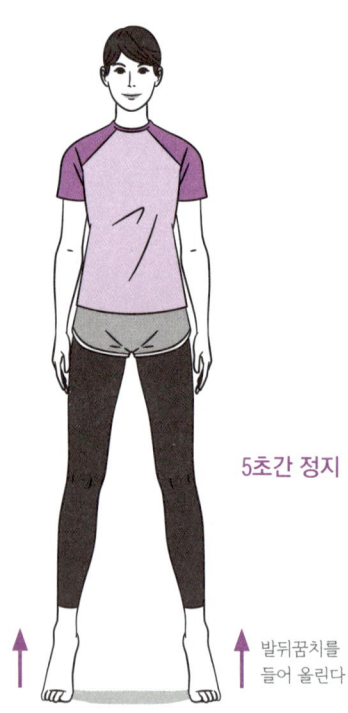

5초간 정지

발뒤꿈치를 들어 올린다

❶ 다리를 어깨너비로 벌리고 양쪽 발뒤꿈치를 들어 올려 종아리 운동을 한다. 이 상태에서 5초간 정지한다 (등척성 수축). 이것으로 다리의 혈액을 일시적으로 울혈시킨다.

다리의 부종을
해소하기 위한 운동

3 종아리 근육 운동
운동 효과: 허벅지 전체 · 종아리

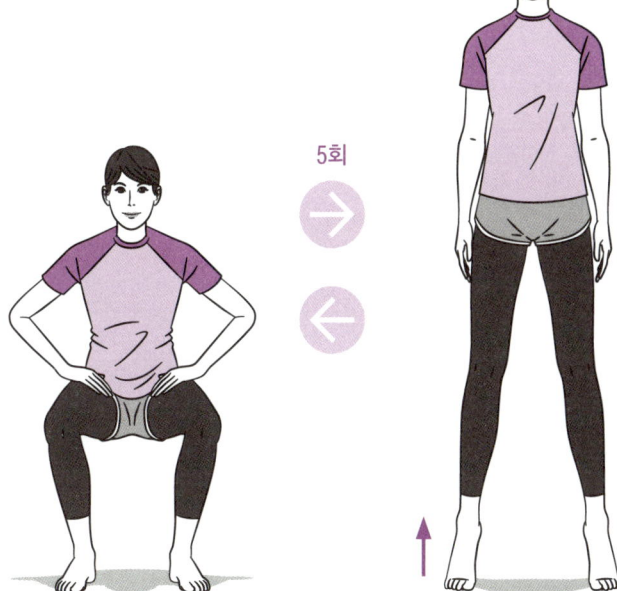

5회

발뒤꿈치를
들어 올린다

❷ 스쿼트 동작으로 허리를 낮추고, 허리를 들어 올릴 때에 발뒤꿈치를 들어 종아리 운동을 하며 원래 자세로 돌아온다. 이것을 5회 연속으로 실시한다. 2세트를 목표로 한다.

PART 4

무너진 '자율신경의 균형' 회복하기

> 자율신경의
> 혼란

자율신경의 문제는 일을 줄여도 개선되지 않는다?

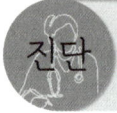 교감신경과 부교감신경의 균형이 무너져 나른하고 어지럽고 식욕이 없다.

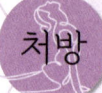 기분전환이 되는 운동, 일정한 리듬으로 실시하는 유산소운동을 한다.

이유 없이 몸 상태가 좋지 않을 때, 여성이 병원에 가면 '자율신경의 균형이 무너져 있다'는 말을 자주 듣는다.

자율신경은 순환기나 소화기, 호흡기의 기능을 조정하기 위해 24시간 일하는데 '교감신경'과 '부교감신경'의 2가지로 이루어져 있다.

교감신경은 심박수나 혈압을 상승시켜 몸을 활동적으로 만든다. 반대로 부교감신경은 심박수나 혈압을 낮추어 몸을 편안한 상태로 만든다.

사람은 아침에 잠에서 깨면 교감신경이 활발해져 낮 동안 활동을 하고, 집에 돌아온 뒤에는 서서히 부교감신경이 우위가 되면서 밤에 잠을 잘 수 있다.

이러한 교감신경과 부교감신경의 균형이 무너지면 나른하다, 어지럽다, 아침에 일어나는 것이 힘들다, 식욕이 없다, 일어설 때 현기증이 일어난다, 손발이 저리다 등의 증상이 나타난다.

많은 여성이 이 같은 증상을 경험했을 것이다.

자율신경의 균형을 정돈하는 주요한 3가지

'요즘 바빠서 자율신경에 문제가 생겼을지 몰라. 일을 좀 줄일까?'라고 생각하는 사람은 많을 것이다.

실제로 의사도 '일 때문에 바쁘게 살아서 자율신경이 흐트러졌을지 모른다'는 식으로 말한다.

그러나 단순히 일을 줄이는 것만으로는 문제가 해결되지 않는다.

무너진 자율신경의 균형을 회복하려면 반드시 해야 할 3가지를 소개한다.

비만인 사람 중에는 교감신경의 기능이 흐트러져 있는 사람이 많다. 일반적으로 교감신경의 기능에 의해 부신에서 '아드레날린'이라는 호르몬이 분비되어 몸이 활동적인 상태가 된다. 아드레날린에는 지방을 연소시키고 좀처럼 축적되지 않도록 만드는 효과도 있다. 그런데 비만 상태가 지속되면 교감신경이 만성적으로 지나친 긴장 상태가 되어버린다.

반대로, 교감신경의 기능이 저하되어 비만이 된 사람도 있다. 식사량이 그리 많지 않은데도 살이 쪄버려서 비만이 해소되지 않는다.

한편 흡연은 교감신경의 기능을 자극한다. 흡연자는 아침에 일어나서 담배 한 개비를 피우면 잠이 깬다고 말하는데, 그 말대로다. 담배 연기를 흡연자가 아닌 주위 사람이 마시는 '간접흡연'에 의해서도 교감신경과 부교감신경의 균형이 무너진다고 주장하는 사람도 있다.

운동은 비만을 해소하는 동시에 스트레스도 해소하기 때문에 자율신경을 정돈하는 데 가장 적절하다. 스트레스 관리를 위해서라도 꼭 습관적으로 운동을 하자.

또한 여성은 월경전증후군이나 갱년기의 호르몬 변화에 의해 자율신경의 균형이 무너지기도 한다. 갱년기 증상에 관해서는 116쪽[호르몬의 커다란 변동이 심신에 여러 증상을 일으킨다]부터 자세히 설명한다.

기분전환이 되는 운동이라면 무엇이든 좋다!

그렇다면 균형이 무너진 자율신경을 정돈하기 위해서는 어떤 운동을 하는 것이 좋을까?

예컨대 생활습관병을 개선하고 예방하기 위한 운동이라면 어느 정도 강도가 있는 유산소운동이나 근력 트레이닝을 주 몇 회 실시하는 것이 좋다고 하는 운동 지침이 어느 정도 정해져 있다. 그러나 자율신경을 정돈하기 위한 운동은 딱히 지침 같은 것이 마련되어 있지 않다.

요컨대 스트레스를 해소하고 숙면을 취하기 위한 운동이기에 어떤 종목의 운동이든 상관없다. 잠을 푹 자면 피로가 회복되어 저절로 자율신경이 정돈된다.

수면 부족은 자율신경의 균형을 흐트러뜨리는 원인이 되기 때문에 잘 자는 것이 매우 중요하다.

퇴근길에 테니스 교실에 다니거나 스포츠센터의 댄스 수업에서 땀을 흘리는 것도 좋고, 수영장에 가서 수영하는 것도 좋다.

운동을 위해 평소와 다른 공간에 가서 무언가에 몰입함으로써 기분전환을 할 수 있다. 조깅 하나를 하더라도 귓가에 스치는 바람 소리를 듣고 피부로 공기의 온도와 속도감을 만끽하면 평소와 다른 환경이 될 것이다.

조깅이나 수영처럼 일정한 리듬으로 움직이는 운동은 특히 몰입도가 높다.

이런 리듬감 있고 몰입도 높은 운동을 하면 업무나 그 밖의 고민 등 스트레스의 원인이 되는 것을 일시적으로나마 머릿속에서 지워버릴 수 있다.

다만, 운동할 때는 심박수나 혈압이 높아지고 교감신경이 활발해지기 때문에 밤에 운동할 때는 주의가 필요하다.

사람에 따라서는 밤늦은 시간에 운동을 하면 교감신경이 우위가 되어 좀처럼 잠들지 못하기도 한다.

밤에만 운동할 시간을 낼 수 있다면, 운동을 마친 뒤 스트레칭으로 전신의 근육을 풀어주어 수면에 지장이 생기지 않도록 한다.

긴장을 풀어주는 점진적 근육이완법

밤이 되었는데도 여전히 교감신경이 우위에 있어서 쉽게 잠들지 못하거나, 깊이 잠들지 못하고 한밤중에 수시로 깨거나 일찍 일어나는 '불면' 증상으로 고민하는 사람이 적지 않다.

충분히 수면을 취하지 못하는 상태가 오래도록 이어지면, 이윽고 피로가 누적되어 건강을 해치게 된다. 피로 회복에는 뭐니 뭐니 해도 잠이 최고다. 긴장을 풀기 위해 마사지를 받아도 수면시간이 부족하면 몸은 건강을 회복하지 못한다.

따라서 의사의 판단에 따라 수면유도제를 처방받아서라도 충분한 수면을 확보하지 않으면 안 된다. 그러나 약에 의지하기 전에 꼭 운동을 통해 자신의 힘으로 자율신경의 균형을 회복해보자.

만일 몸은 피곤한데 긴장감으로 인해 좀처럼 잠들지 못한다면 밤이 되어도 여전히 교감신경이 우위에 있을 가능성이 있다. 그럴 때 시도해보면 좋은 것이 '점진적 근육이완법'이다.

이것은 100년 전에 미국의 의사 에드먼드 제이콥슨(Edmund Jacobson)에 의해 개발된 방법으로, 머리부터 발끝까지 전신의 근육을 서서히 풀어주는 것이다.

점진적 근육이완법은 일부러 순간적으로 근육에 60~70%의 힘을 주어 긴장 상태로 만들고 나서 단숨에 힘을 빼서 근육을 이완시키는 과정을 수차례 반복한다.

정신적으로 긴장되어 있으면 근육도 긴장해 몸에 힘이 들어가서 혈행이 나빠진다. 여기서 근육에 힘을 주었다가 이완시킴으로써 정신적인 긴장도 풀고 편안하게 해주는 것이다.

  필자가 담당하는 운동선수도 이 점진적 근육이완법으로 심신의 긴장을 풀어주고 있다. 큰 대회가 다가오면 선수들은 아무래도 압박감을 무겁게 느끼는데, 점진적 근육이완법으로 긴장을 풀어주면 깊은 잠을 이룰 수 있어 결과로도 이어진다.

  다만, 운동선수가 실시하는 점진적 근육이완법은 시간에 매우 까다롭기 때문에, 여기서는 손쉽게 실천할 수 있도록 의자에 앉아서 손이나 어깨부터 온몸의 근육으로 전개되는 점진적 근육이완법을 소개한다.

  간단한 방법이지만 충분히 효과를 실감할 수 있을 것이다. 그래서 잠자기 전이나 책상 앞에 오래 앉아 있어 어깨 근육이 뭉쳤을 때에도 유효하다. 자신이 긴장하고 있다고 느꼈다면 간단히 해보자.

점진적 근육이완법

1 의자에 앉아서 '손'의 근육이완

여덟번째
동영상

5초

10초

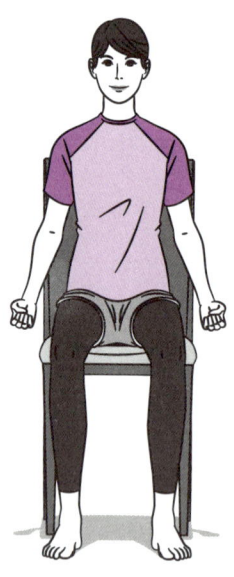

손에 60~70%의 힘을 준다

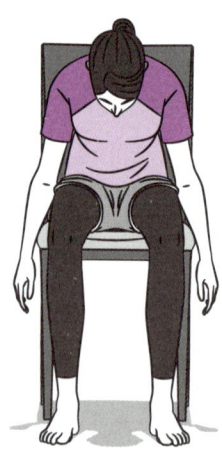

❶ 의자에 앉아서 양팔을 뻗고 손바닥에 힘을 주면서 주먹을 쥔다. 60~70% 정도의 힘으로 주먹을 5초간 쥔다.

❷ 단숨에 힘을 뺀다. 힘을 뺀 상태를 10초간 유지한다. 이것을 2~3세트 반복한다.

점진적 근육이완법

2 의자에 앉아서 '어깨'의 근육이완

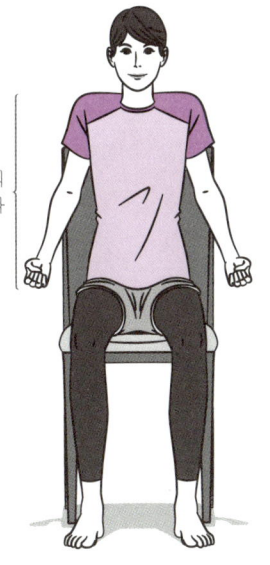

5초

60~70%의 힘을 준다

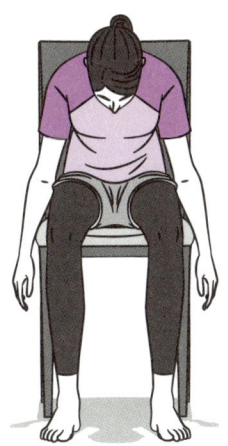

10초

❶ 의자에 앉아서 양팔을 뻗고 손바닥에 힘을 주면서 주먹을 쥐고 어깨를 움츠리고 힘을 준다. 손이나 어깨에 60~70%의 힘을 5초간 준다.

❷ 단숨에 힘을 뺀다. 힘을 뺀 상태를 10초간 유지한다. 이것을 2~3세트 반복한다.

점진적 근육이완법

3 의자에 앉아서 '양손 뻗기'의 근육이완

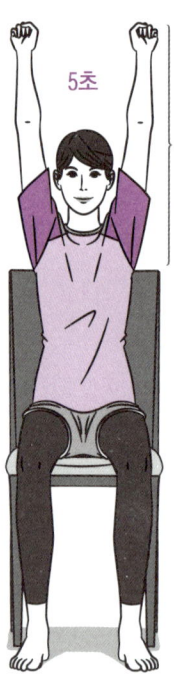
5초
60~70%의 힘을 준다

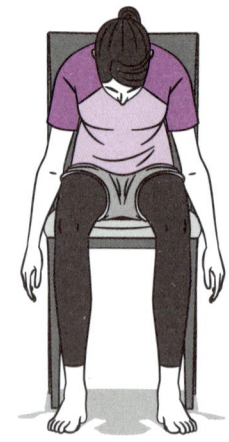
10초

❶ 의자에 앉아서 손을 뻗으면서 양팔을 위로 늘리고 어깨를 들어 올린다. 손이나 어깨, 팔에 60~70%의 힘을 5초간 준다.

❷ 단숨에 풀썩 힘을 뺀다. 힘을 뺀 상태를 10초간 유지한다. 이것을 2~3세트 반복한다.

점진적 근육이완법

4 서서 '온몸 기지개'의 근육이완

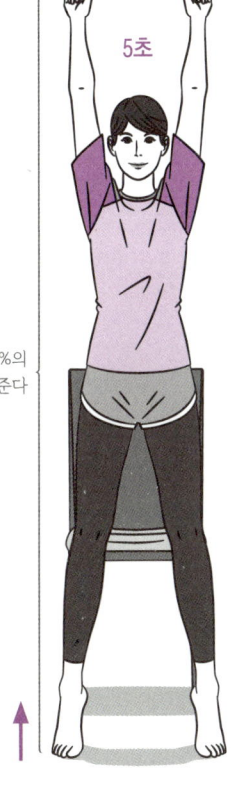

5초

60~70%의 힘을 준다

발뒤꿈치를 들어 올린다

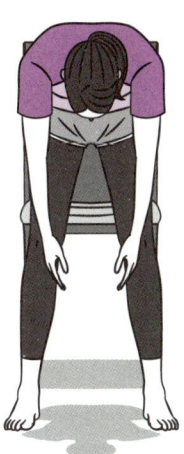

10초

❶ 양다리를 어깨너비로 벌리고 일어서서 양손을 쥐면서 두 팔을 위로 뻗고 발뒤꿈치를 들어 올린다. 온몸에 60~70%의 힘을 5초간 준다.

❷ 단숨에 힘을 뺀다. 힘을 뺀 상태를 10초간 유지한다. 이것을 2~3세트 반복한다.

PART 5

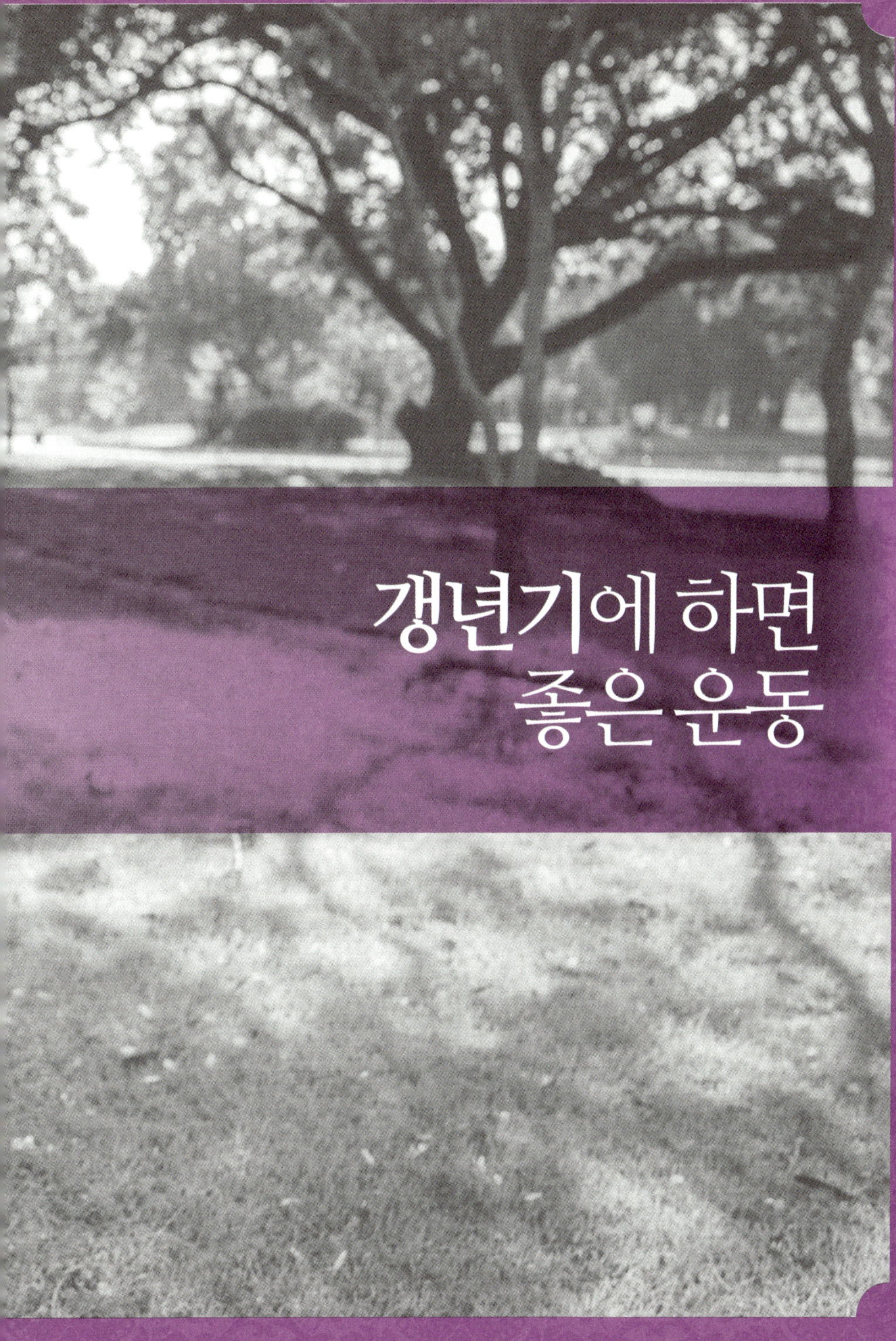

갱년기에 하면 좋은 운동

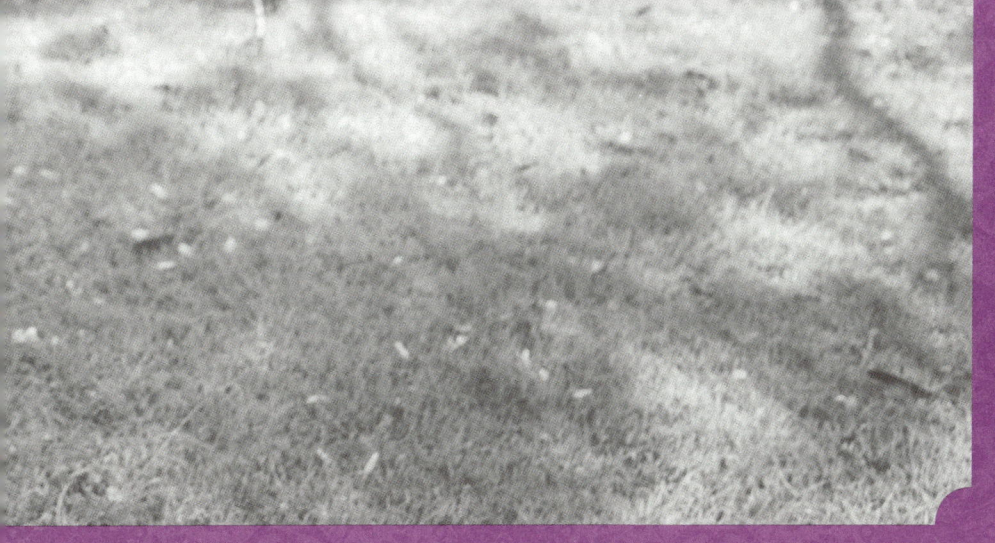

갱년기 증상

호르몬의 커다란 변동이 심신에 여러 증상을 일으킨다

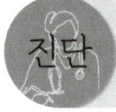 여성호르몬의 변화가 홍조, 나른함, 월경 부조, 초조감 등의 증상을 일으킨다.

 기분전환이 되는 운동, 대사증후군을 예방하기 위한 운동을 한다.

갱년기란 폐경 전후 5년씩, 통틀어 약 10년의 시기를 말한다.

일본인 여성의 폐경은 평균 50세 정도이므로, 대략 45세부터 55세까지의 기간을 갱년기라고 할 것이다.

이 기간에 적어도 60~80%의 여성이 어떤 증상을 호소한다. 결국, 때가 되면 대부분의 여성들이 경험하는 것이 바로 갱년기 증상이다.

여성호르몬이 크게 오르락내리락한다

갱년기에는 난소에서 분비되는 여성호르몬(난포호르몬/에스트로겐)의 양이 점차 감소한다. 그러면 뇌의 시상하부가 황급히 뇌하수체에 성선자극호르몬(난포자극호르몬)을 분비하도록 명령을 내린다.

난포자극호르몬에 난소가 반응하면 에스트로겐의 양이 증가한다. 그

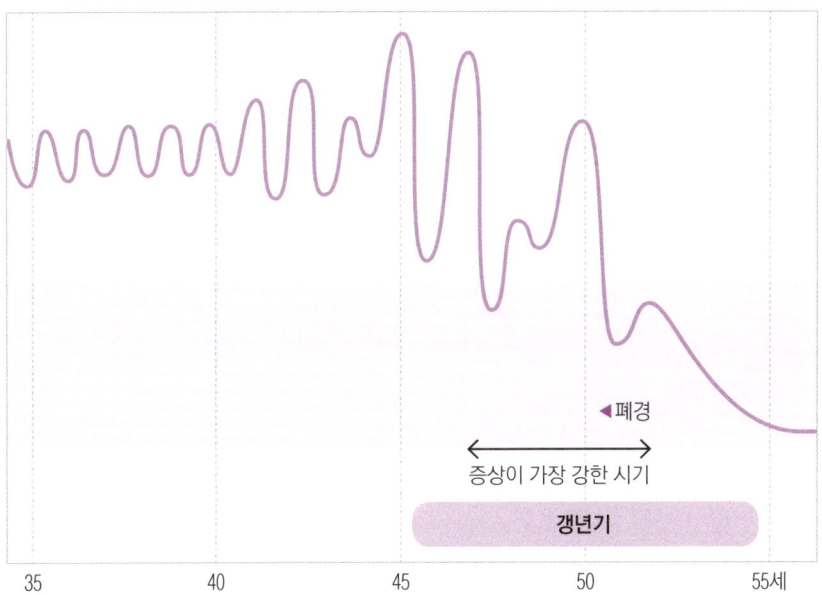

런데 제대로 반응하지 않는다면 시상하부는 더 많은 난포자극호르몬을 분비한다.

에스트로겐도 장기적으로 보면 점차 감소하지만, 단기적으로 보면 증감을 반복하기 때문에 이 변화에 몸이 견디지 못한다.

증상이 심해지면 호르몬 보충요법도

폐경 전에는 열이 나고 땀을 흘리거나, 나른함, 졸림, 월경 부조, 초조감, 우울감 등의 증상이 나타난다.

증상이 광범위하고 사람에 따라서 천차만별이라, 갱년기 증상인지 노화에 따른 체력 저하에서 오는 피로감인지, 혹은 다른 질병이 원인인지 알기 어렵다는 문제가 있다.

그러므로 갱년기가 되어 어떤 증상이 있다면 일단 산부인과에 가서 진찰을 받아보는 것이 좋다.

그리고 증상에 따라서는 다른 과에서 검사를 받아보기를 권유받을 수도 있다.

자주 화장실에 간다면 비뇨기과, 현기증이나 이명은 이비인후과, 잠을 잘 자지 못하고 의욕이 생기지 않는다면 신경정신과를 소개받기도 하는 것이다.

갱년기 증상이 심각한 경우에는 <u>호르몬 보충요법</u>이나 <u>한방 치료</u>를 권유받기도 한다. 그 정도로 중하지 않다면 <u>건강보조식품</u>을 복용하는 것도 좋다.

운동은 지나치지 않도록 주의

운동에 대해서는 어떨까? 사실 '이런 운동이 갱년기 증상에 좋다'는 지침 같은 것은 아직 없다.

단지 애당초 운동 부족인 사람은 정기적으로 운동을 하면 자율신경도 균형을 되찾아서 갱년기 증상이 다소 가벼워질 수 있다.

오히려 주의해야 할 사람은 오래전부터 적극적으로 운동을 해온 사람이다.

예컨대 취미가 달리기인, 대회에도 출전할 정도의 실력을 갖춘 사람이 갱년기를 맞이하면 당연하게도 기록이 예전만 못하다.

"아, 그러고 보니 갱년기네."

하고 현실을 받아들이면 좋으련만,

"좀 더 열심히 해서 기록을 높이자!"

하며 초조함에 더욱 분발하는 사람도 꽤 많다.

열심히 연습해도 몸이 생각처럼 따라주지 않아 기록은 더욱 나빠지고, 그 상황에서 벗어나려고 안절부절못하는 악순환에 빠져버릴 수도 있다.

이것은 근력 트레이닝이나 수영, 테니스에서도 마찬가지이다.

갱년기에 접어들면 기록에 집착하지 말고 즐겁게 운동하자는 마음가짐으로 바꾸는 것이 좋다.

골다공증, 대사증후군에 대한 대책을

호르몬이 크게 변동하는 것은 폐경을 맞이하기 전이다. 폐경 후 시간이 조금 지나면 호르몬의 극심한 변동은 차차 안정을 찾는데, 이번에는 또 다른 문제가 발생한다.

여성호르몬에는 골 흡수를 억제하고 골 형성을 촉진시키는 작용이 있어서 폐경 후 여성호르몬의 분비량이 감소하면 골량이 점차 줄어들어 골다공증을 일으킬 가능성이 높아지는 것이다. 그러므로 갱년기가 되면 일단 정형외과나 스포츠센터 등에서 골밀도를 측정해보자.

골다공증을 예방하기 위한 운동에 대해서는 56쪽부터 소개하고 있다.

점프로 뼈에 자극을 주는 한편 무릎이 상하지 않도록 고안된 운동이므로 꼭 시도해보기를 추천한다.

또한 여성호르몬은 간에서 이루어지는 콜레스테롤 대사를 돕는다. 그 때문에 여성호르몬의 분비량이 감소하면 LDL 콜레스테롤(일명 나쁜 콜레스테롤) 수치가 높아져서 쉽게 체중이 증가하거나 혈압이 오른다.

'갱년기가 되어 체중이 10kg이나 증가했다'는 말을 들어본 사람도 있을 것이다.

이것은 결국, 식사 등으로 섭취한 에너지나 영양소 중에 사용되지 않고 지방으로 축적되는 양이 증가한다는 것을 의미한다. 따라서 이전과 같은 식생활을 한다면 당연히 살이 찌게 된다.

26쪽[지방을 빼기 위해서는 먼저 근육을 늘리는 것이 지름길]에서는 여성에게서 흔히 볼 수 있는 것은 피하지방형 비만이고, 남성의 경우는 내장지방형 비만이 많다고 설명했다. 그런데 갱년기에 접어들면 여성에게도 내장지방형 비만이 증가한다.

여기서 주의해야 하는 것이 '내장지방 증후군', 통칭 대사증후군이다.

건강검진에서 '대사증후군이 될 우려가 있다'는 말은 남성이 많이 듣는데, 갱년기 이후에는 여성도 이런 말을 듣게 된다.

대사증후군의 진단 기준은 오른쪽의 표와 같다.

이 진단 기준 중 허리둘레는 필수이고, 나머지 지질 이상·고혈압·고혈당 중 2가지 이상에 해당하면 대사증후군으로 볼 수 있다.

내장지방으로 인하여 지질 이상이나 고혈압, 고혈당 등의 증상이 발

대사증후군의 진단 기준

허리둘레	• 여성 90cm 이상, 남성 85cm 이상	
지질 이상	• 중성지방 150mg/dL 이상 • HDL 콜레스테롤 40mg/mL 미만	} 둘 다 또는 어느 한쪽
고혈압	• 최고 혈압 130mmHg 이상 • 최저 혈압 85mmHg 이상	} 둘 다 또는 어느 한쪽
고혈당	• 공복 시 혈당 110mg/dL 이상	

※ 허리둘레는 필수이며, 나머지 지질 이상 · 고혈압 · 고혈당 중 2개 이상에 해당하면 대사증후군으로 진단된다.

생했다면, 당뇨병 같은 생활습관병으로 이어질 우려가 있다. 따라서 운동으로 내장지방을 줄이는 것이 매우 중요하다.

단, 26쪽에서 설명하듯이 내장지방은 피하지방보다 빼기 쉽다.

내장지방형 비만을 해소하기 위해 근력 트레이닝과 유산소운동을 시작한 지 빠르면 2~3개월 지나서 성과가 나타나기도 한다.

여하튼 갱년기가 되면 여성도 대사증후군을 방지하기 위한 대책을 마련해야 한다.

PART 6

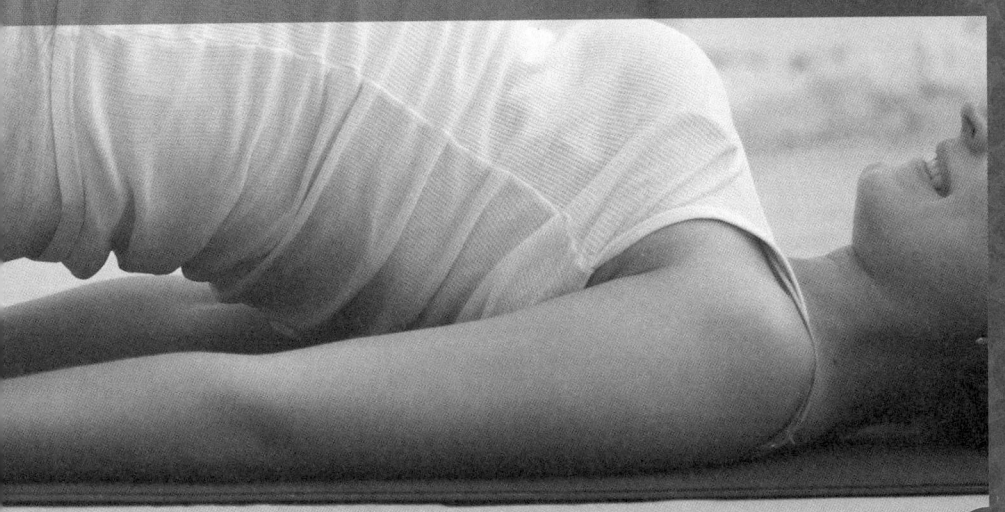

출산 전후에 하면 좋은 운동

'임신 중에 운동은 좋지 않다'는 시대에 뒤떨어진 조언?

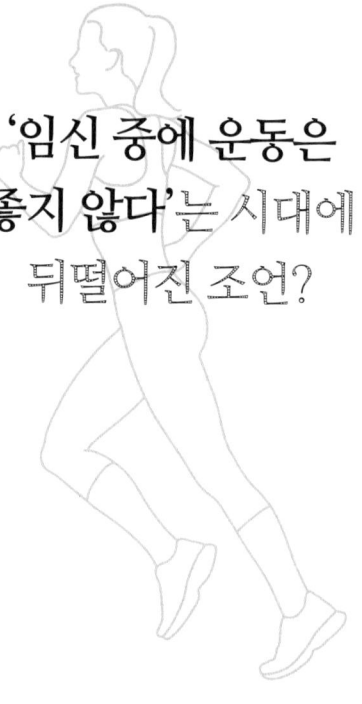

많은 여성들이 '임신·출산을 계기로 살이 쪘지만 이후 좀처럼 운동하지 않았다'고 말한다.

여성 중에는 아이를 낳고 살이 쪄도 어쩔 수 없다고 생각하는 사람이 적지 않다.

운동하는 습관이 있어도, 임신을 하면 '배 속 아이에게 무슨 일이 생기면 안 된다'는 생각에서 가급적 안정을 취하려 하고, 출산 후에는 아이를 돌보느라 바빠서 운동할 여유가 없다고 말한다.

그 결과 운동 부족이 되거나 살이 찌게 되고, 이것이 건강에는 전혀 좋지 않다.

운동해서는 안 되는 임신부

절대 안정 (모체나 태아가 위험한 경우)	경우에 따라 안정 (보통 피해야 하는 경우)	임신 중에 운동을 중지해야 하는 징후
• 혈행동태적으로 밝혀진 심장질환 • 구속성 폐질환 • 부전 경관/체결 • 조산할 위험이 있는 다태임신 • 26주 이후의 전치태반 • 이번 임신으로 인한 절박조산 • 파수 • 자간전증/임신 고혈압 증후군 • 중증 빈혈	• 빈혈 • 미평가의 모체 부정맥 • 만성 기관지염 • 제어 불량의 1형 당뇨병 • 병적 비만 • 극단적인 다이어트(BMI<12) • 극단적 신체 불활동력 • 이번 임신에서 자궁 내 발육지연 • 정형외과적인 제한 • 제어 불량의 경련성 질환 • 제어 불량의 갑상선 기능항진증 • 지나친 흡연	• 부정출혈 • 정기적 통증을 동반하는 수축 • 양수 누출 • 운동 전 호흡 곤란 • 현기증 • 두통 • 가슴통 • 균형감각에 영향을 미치는 근력 저하 • 종아리의 통증, 부종

산부인과학회는 임신부에게 운동을 권장

일본에서도 최근에는 '임신 중에 체중이 과도하게 증가하지 않도록 주의하라'고 의사가 지도하는 일이 많아졌다. 그러나 어느 정도로 몸을 움직이면 좋은지에 대해서는 구체적으로 조언하지 않는다. 그보다는 체중이 너무 증가하지 않도록 '식사에 주의하라'는 말을 더 자주 한다.

게이오 대학 의학부 스포츠의학 종합센터의 의사로 있는 다바타 쇼고에 의하면, 임신 중에도 운동을 함으로써 체중 증가나 요통, 임신성 당뇨병, 임신 고혈압 신증, 제왕절개 등의 출산 전후의 합병증을 예방할 수 있다는 사실이 연구를 통해 밝혀지고 있다고 한다.

실제로 미국 산부인과학회는 빈혈이나 고혈압, 심장질환이나 폐질환, 절박조산 등 125쪽의 표에 나타나는 합병증이 없는 건강한 임신부에게 <u>1일 최소 20~30분간, 중간 정도의 강도로 '약간 힘든 운동'을 한 주에 대부분, 가능하면 매일 실시할 것</u>을 권장하고 있다.

농구, 축구, 스키는 좋지 않다

임신 중 운동하는 경우에는 의사와 상담하여 운동해도 문제가 없는지를 확인해야 한다.

일본 임상스포츠의학회의 산부인과부회에서 정한 '임신 스포츠의 안전관리기준'에서는, 임신한 뒤 운동을 시작하는 경우에는 원칙적으로 '임신 12주 이후, 임신 경과에 이상 없음'을 조건으로 한다.

운동이 유산을 유발할 위험이 있다는 과학적인 근거는 없다. 하지만 자연유산은 전체 임신 가운데 10~15%의 비율로 발생하고, 그 대부분이 임신 12주 미만인 초기에 발생하기 때문에 임신 초기에는 안전을 기하고 그 이후에 운동을 시작할 것을 권한다.

임신 중에는 체중이 증가하고 신체 균형도 달라지기 때문에 운동할 때는 넘어지거나 다칠 위험을 고려하지 않으면 안 된다.

미국 산부인과학회의 지침에서는 농구나 축구처럼 접촉이 있는 운동 경기도 피하는 것이 좋다고 말한다. 스키나 승마처럼 떨어지거나 넘어질 위험이 있는 종목도 추천할 수 없다.

또한 출혈이나 현기증처럼 125쪽의 표에서 소개한 '임신 중에 운동을 중지해야 하는 징후'가 나타나는 경우에는 즉시 운동을 중단할 것을 권고한다.

출산 후에는 '어떻게 효율적으로 운동할까?'가 포인트

출산 후에는 어떻게 운동해야 할까?

체력이 회복되고 건강에 문제가 없다면 서서히 몸을 움직이는 것이 좋다.

외출하는 기회도 한정되어 신체 활동량이 줄어들기 쉬우므로, 운동을 통해 비만을 예방하는 것이 이치에 맞다.

아직 아이를 돌봐야 하기에 일부러 시간을 내어 스포츠센터에 가서 운동하는 게 어려울 수 있다.

그래서 집 안에서 짧은 시간 동안 효율적으로 할 수 있는 운동이 바람직하다.

근력 트레이닝이라면 자신의 체중을 이용한 '자동 근력 트레이닝'이 좋다. 30쪽부터 소개하는 하반신 단련을 위한 근력 트레이닝은 자동 근력 트레이닝으로, 집 안에서 단시간에 실시할 수 있다.

또한 집 밖에서 유산소운동이나 워킹, 조깅을 할 시간적 여유가 없다면 35쪽에서 소개하는 것처럼, 스텝박스를 이용하는 '스텝박스 오르내리기 운동법'도 있다. 집에 스텝박스가 없다면 계단을 이용하는 것도 괜찮다.

이 같은 방법을 하루에 10분이라도 실시한다면 효율적으로 운동할 수 있다.

'아이를 돌보느라 운동할 겨를이 없다'며 체념할 것이 아니라, 습관적으로 운동을 하여 건강을 지키자.

칼럼

운동으로 자궁암·유방암을 예방할 수 있다?

암은 오늘날 일본인의 사망 원인 1위로 꼽히는 병이다. 고령 인구가 늘어난 결과로, 암으로 사망하는 사람은 나날이 증가하고 있다.

습관적으로 운동하여 건강하게 생활할 수 있다면 얼마든지 암을 예방할 수 있다고 생각한다.

국립 암연구센터의 '과학적 근거에 의한 위험 평가와 암 예방 지침에 관한 연구'에 따르면, 운동으로 위험성을 현저히 낮출 수 있는 것은 '대장암'이었다. 또한 여성의 경우에는 '유방암'에 걸릴 위험성도 낮출 수 있다고 한다.

이 연구는 일본인을 대상으로 한 여러 대규모 조사를 토대로 하여 정리한 것이다. 따라서 일본인 특유의 체질도 고려되었다고 볼 수 있다.

한편 '비만'은 여러 가지 암을 불러올 가능성이 높다.

위험성을 현저히 높이는 것은 폐경 후의 '유방암'이고, 위험성을 높일 수 있는 것은 '자궁내막암'이다.

결국, 운동으로 비만을 해소할 수 있다면 결과적으로 이들 암이 발병할 위험성을 낮출 수 있다고 할 수 있다.

PART 7

몸이 뻣뻣한 사람은 스트레칭을 하는 것이 좋다?

'몸을 앞으로 구부릴 수 없는 것은 몸이 뻣뻣하기 때문'이라는 생각은 선입견이다!

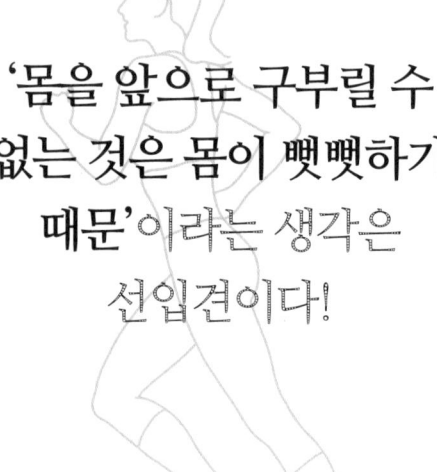

몸이 유연하다고 하면 '매우 젊다'는 인상을 가지는 사람이 의외로 많이 있다.

그 때문인지, 자신의 몸이 뻣뻣하게 굳었다고 생각하는 사람일수록 유연한 몸을 동경하여 유연성을 키우는 운동을 과도하게 하려는 경향이 있다. 그러나 그랬다가는 오히려 부상을 입을 우려가 있다.

한마디로 '몸이 뻣뻣하게 굳었다'고 표현해도, 사실 온몸이 뻣뻣하게 굳어 있는 사람은 거의 없다.

대개는 굳어 있는 부분과 그렇지 않은 부분이 있다.

중요한 것은, 어느 부분의 근육이 딱딱하게 굳어 있는지를 확인하고 그곳을 스트레칭으로 부드럽게 풀어주는 것이다.

온몸의 근육을 자세히 살펴보면 굳은 부분과 적당히 유연한 부분 외에 매우 유연한 부분도 확인할 수 있다. 그리고 매우 유연한 부분은 스트레칭을 할 필요가 없다.

몸을 구부릴 수 없다고 몸이 굳은 것은 아니다

몸의 유연성을 알아보기 위해서는 일어선 상태에서 상체를 앞으로 숙여보면 된다고 생각하는 사람이 많다. 유연한 사람은 바닥이나 발끝에 손이 닿고, 그러지 못하는 사람은 몸이 뻣뻣하게 굳어 있다고 판단하는 것이다.

그런데 상체를 앞으로 구부려 바닥이나 발끝에 손이 닿지 않는 사람은, 대개 근육 중에서 엉덩이의 대전근이나 허벅지 뒤쪽의 햄스트링이 딱딱하게 굳어 있는 경우가 많다. 어쩌면 다른 근육은 충분히 유연할지도 모른다.

일부 근육이 딱딱하게 굳어 있는데 다른 일부 근육이 너무 유연한 상태에서는 몸의 안정성이 훼손된다.

그렇다고 온몸의 모든 근육이 딱딱하게 굳어 있으면 몸이 안정되어 좋은가 하면, 꼭 그렇지만도 않다. 일상생활에서의 움직임은 물론, 운동을 할 때에도 몸이 어느 정도 유연한 편이 쉽게 부상을 당하지 않을뿐더러 몸의 움직임도 매끄럽고 편안하여 분명 건강하게 살아갈 수 있다.

따라서 딱딱하게 굳어 있는 근육을 찾아 그 부위를 스트레칭으로 유연하게 풀어주는 것이 중요하다.

딱딱하게 굳기 쉬운 '4대 근육'

그럼 일반적으로 딱딱하게 굳기 쉽다고 알려진 '4대 근육'의 유연성을 확인하는 방법에 대하여 소개한다.

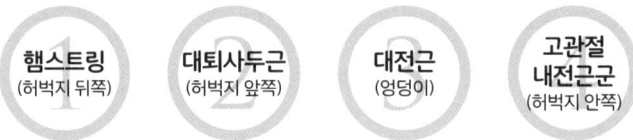

실제로 확인해보면 의외로 자신의 몸이 딱딱하게 굳어 있지 않다는 것을 알 수 있다. 특히 고관절 내전근군은 다리를 90도로 벌릴 수 있다면 충분하다.

허벅지의 앞쪽과 뒤쪽, 엉덩이, 허벅지 안쪽의 근육은 좌우를 각각 확인해보고, 만일 어느 한쪽이 더 굳어 있다면 굳은 쪽을 중점적으로 스트레칭하여 유연하게 풀어준다. 좌우의 유연성에 차이가 있으면 몸의 안정성에도 영향을 미치기 때문이다.

4대 근육의
유연성 체크

1 햄스트링(허벅지 뒤쪽)

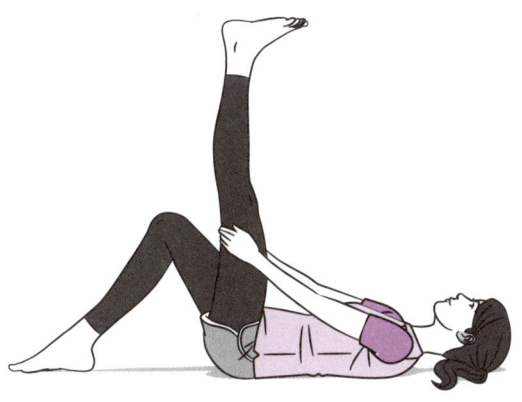

누워서 한쪽 다리를 곧게 뻗은 채로 천천히 들어 올린다.

다리가 바닥과 수직이 될 때까지 올라간다. 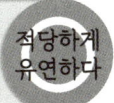 적당하게 유연하다

다리가 90도까지 올라가지 않는다. 근육이 굳어 있다

**4대 근육의
유연성 체크**

2 대퇴사두근(허벅지 앞쪽)

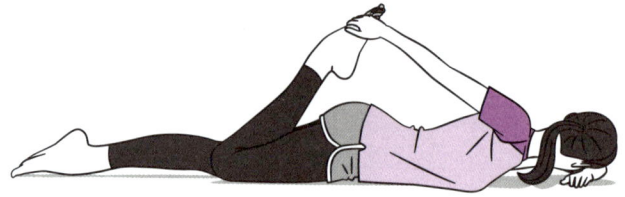

엎드린 상태에서 무릎을 굽혀 다리를 들어 올리고 같은 쪽 손으로 잡는다.

무리 없이 발을 잡을 수 있다. 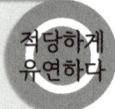 적당하게 유연하다

발을 잡을 수 없다. 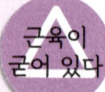 근육이 굳어 있다

4대 근육의
유연성 체크

3 대전근(엉덩이)

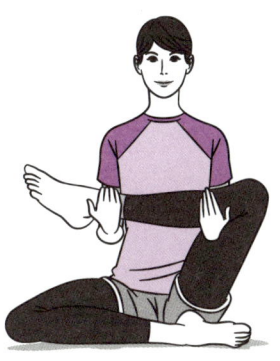

등을 곧게 세우고 책상다리를 하듯이 앉아 한쪽 다리의 종아리와 발목을 양손으로 잡고 들어 올린다.

| 정강이가 바닥과 평행한 상태를 편안하게 유지할 수 있다. → **적당하게 유연하다** | 정강이를 바닥과 평행한 상태로 들어 올릴 수 없다. → **근육이 굳어 있다** |

4대 근육의
유연성 체크

4 고관절 내전근군(허벅지 안쪽)

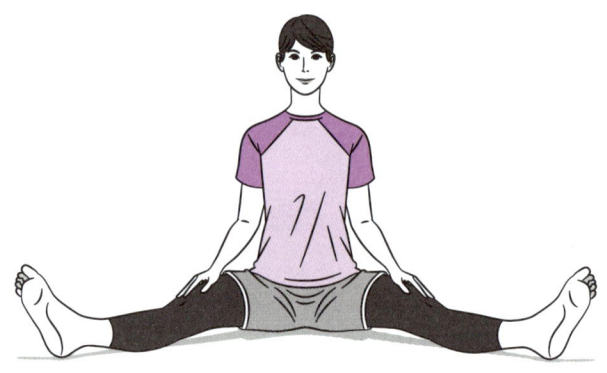

다리를 앞으로 뻗고 앉아 고관절을 벌리고 등을 곧게 세운다.

고관절을 90도로 벌릴 수 있다. **적당하게 유연하다**

고관절을 90도로 벌릴 수 없다. **근육이 굳어 있다**

움직이기 쉬운 부위의 스트레칭만으로 만족하지 말 것!

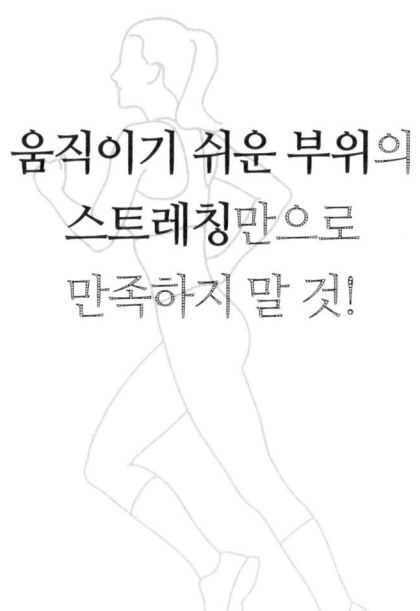

근육이 뭉치거나 결릴 때 많은 사람들이 스트레칭을 한다.

업무를 처리하는 중에도 뭉쳤거나 결리는 근육의 긴장을 풀어주려고 틈틈이 스트레칭을 하는 사람이 있다.

그러나 잘못된 스트레칭은 오히려 역효과를 초래할 수 있어 주의가 필요하다.

근육이 뭉치거나 결리는 것은 장시간 컴퓨터 작업을 하거나 출퇴근 시간 내내 열중하여 스마트폰을 조작할 때이다.

즉, 같은 자세를 계속 유지하는 것이 문제가 된다.

또한 일상생활 속에서 도보로 이동하는 거리가 줄어들고, 집안일 등으로 몸을 움직일 기회가 적어져서 근육이 딱딱하게 뭉치고 뻣뻣해지기도 한다.

오랫동안 앉은 자세로 일하는 사람은 <mark>견갑골 주변의 근육</mark>이 딱딱해지기 쉽다.

근육은 사용하지 않으면 점점 그 능력이 저하되는 동시에 유연성도 잃어간다.

결국, 몸이 점점 굳어지는 것이다.

유연성을 회복하기 위해 스트레칭을 하는 것은 좋다.

이것이 피지컬 트레이너인 필자의 일로, 여러분에게도 적극적으로 스트레칭할 것을 권한다.

다만, 일반인이 자기 나름으로 하는 스트레칭에는 몇 가지 개선할 점이 있는 것도 사실이다.

가동역의 한계를 넘은 스트레칭은 인대나 힘줄에 손상을 초래한다

업무 중 사무실에서 어깨나 목 등의 뭉친 근육을 풀기 위한 '<mark>정적 스트레칭</mark>'을 하려는 사람은 많을 것이다.

같은 자세로 오래 있어서 뭉쳐 굳은 근육을 정적 스트레칭으로 천천히 늘려 자극을 주면 일시적이지만 개운해지는 것은 확실하다.

정적 스트레칭을 정기적으로 하면 몸의 유연성이 회복되고 뭉치거나 굳은 근육이 부드러워진다.

그러나 기온이 낮은 겨울철에는 주의가 필요하다.

근육이 차가운 상태에서 과도한 힘으로 무리하여 당겨지면, 관절이 가동역의 한계를 넘어 근육뿐 아니라 인대나 힘줄에도 큰 부담이 가해져 손상될 우려가 있다.

따라서 추운 계절에는 운동이나 목욕을 마친 뒤에 아직 몸에 열기가 있는 동안 스트레칭을 해주는 것이 좋다.

또한 어깨의 뭉친 근육을 풀어주기 위해서는 정적 스트레칭이 아니라, 78쪽에서 소개한 동적 스트레칭을 실시하는 것이 더욱 효과적이다.

부드럽게 움직이지 않는 부위일수록 세심하게 스트레칭

스트레칭을 할 때 흔히 하는 잘못은 자신이 알고 있는 스트레칭만을 반복하는 것이다.

그래서 자주 스트레칭을 해주는 부위만 유연해지기에 몸 안에서 부위마다 유연성에 차이가 생긴다.

근육은 수축함으로써 힘을 발휘하는데, 그때 반대쪽 근육은 당겨진다. 당겨지는 근육이 딱딱하게 굳어 있으면 그곳이 무리하게 당겨져 부담이 커지면서 부상을 입는 원인이 된다.

자신이 알고 있는 스트레칭만을 반복하는 것이 아니라 딱딱하게 굳어 있는 근육을 제대로 늘려주는 스트레칭을 해야 하는 것이다.

그런데 막상 실제로 해보면 굳어버린 근육을 늘리는 것은 쉽지 않아서, '과연 지금 이 스트레칭으로 괜찮을까?'라며 이내 포기해버린다. 그 결과, 자신이 늘리기 쉬운 부위만을 스트레칭하게 된다.

이러한 근육의 유연성의 불균형은 자신이 알고 있는 스트레칭을 이리저리 변용하지 못하기 때문이다. 일단 트레이너 등의 전문가에게 자신의 신체 중 어느 부위의 근육이 굳었는지를 확인받을 수 있다면 좋다.

또 근육의 이름을 인터넷으로 검색해보면 다양한 스트레칭 방법을 얼마든지 찾을 수 있다.

한 부위의 근육을 늘리기 위해 여러 방법을 시도해보고 자신에게 맞는 것을 도입하는 것도 좋을 것이다.

또한 앉은 자세로 장시간 일하는 사람은 어깨와 목, 허리 부근의 근육이 딱딱하게 뭉치는데, 사무실에서 의자에 앉아서 할 수 있는 스트레칭도 있으므로, 꼭 여러 가지를 시도해보자.

근육을 늘리기만 하는 스트레칭은 준비운동으로 충분하지 않다

장시간 컴퓨터 앞에서 업무를 처리하거나 자동차, 비행기 등으로 장거리를 이동할 때 같은 자세를 오랫동안 계속하고 있어 근육이 딱딱하게 뭉친다.

또한 하루가 시작되는 아침에 잠자리에서 일어나려고 할 때 근육이 경직되어 있기도 하는데, 이것은 잠을 자는 동안 그다지 뒤척이지 않고 같은 자세를 유지한 탓일지도 모른다.

사람은 나이가 들수록 점차 근육량이 줄어들 뿐만 아니라 유연성도 잃어간다. 따라서 근육이 굳었을 때 적절히 관리해주지 않는다면 근육은 더욱 딱딱하게 굳어버린다.

근육량이 줄어든 상태에서 오랫동안 같은 자세를 취하고 있으면, 일부 근육만으로 몸을 지탱하려고 하기 때문에 그 부위에 부하가 가중되어 혈행이 나빠지고 굳어지기 쉬워진다. 그러므로 근육을 부드럽게 풀어주는 일과 근력 트레이닝으로 근육량을 늘리는 일을 하나의 세트로 생각해야 한다.

근육을 부드럽게 풀어주는 방법으로 대다수의 사람이 떠올리는 것이 스트레칭이다.

지금까지 설명해왔듯이, 어깨결림처럼 딱딱하게 뭉친 근육을 부드럽게 풀어주기 위해서는 동적 스트레칭이 매우 효과적이다. 동적 스트레칭으로 근육을 크게 움직여 혈행을 개선함으로써 근육을 풀어준다.

동적 스트레칭과 정적 스트레칭은 그 역할이 각각 다르다. 따라서 적절한 타이밍에 적절한 스트레칭을 하는 것이 매우 중요하다.

정적 스트레칭은 준비운동으로는 충분하지 않다

동적 스트레칭이 난번(정하여진 순서에 따라 마치고 쉬는 차례)이라고 한다면, 그 밖에도 '준비운동'이 있다.

준비운동이라고 하면, 대부분 일어선 자세에서 실시하는 상체 숙이기나 아킬레스건 늘리기 등을 떠올릴 것이다. 그러나 그것들은 천천히 근육을 늘려주는 정적 스트레칭이다.

준비운동을 영어로 '워밍업(warming-up)'이라고 한다. 즉, 스포츠처럼 격렬한 운동을 본격적으로 하기 전에 몸을 데우기 위하여 실시하는 것이다.

워밍업을 위해 필요한 것은 근육의 온도를 높이고 혈류량을 증가시키고 심박수를 높여서 심장을 준비시키는 것이다. 또한 관절의 움직임이 원활히 이루어지도록 가동역을 넓히고 관절에서 골액이 잘 분비되게 할 필요가 있다.

정적 스트레칭으로는 근육을 천천히 늘려서 관절의 가동역을 일시적으로 넓힐 수는 있지만, 심박수나 체온을 높이고 골액이 분비되도록 하는 데에는 거의 도움이 되지 않는다.

이러한 준비운동은 낡은 자동차가 주행 전에 엔진을 공회전시켜 데우는 것과 비슷하다. 자동차에 흥미가 없는 사람은 무슨 말인지 이해하지 못할지 모르지만, 낡은 자동차는 엔진을 갑자기 회전시키면 여러 부품에 큰 부담을 주게 되어 고장의 원인이 된다.

사람도 다르지 않다. 특히 나이가 들어서 갑자기 격렬한 운동을 하면 부상으로 이어질 위험성이 높다.

워밍업은 어떤 운동을 하기 전에만 유효한 것은 아니다.

예를 들어, 아침에 잠자리에서 일어난 뒤 업무를 시작할 때까지 동적 스트레칭으로 혈행을 촉진시키면 뇌에 다량의 산소와 영양소가 운반되어 업무의 효율을 꽤 높일 수 있다.

일하는 동안 근육이 뭉친 듯한 느낌이 들었을 때에도 동적 스트레칭이 효과가 있다.

그럼 사무실이나 집에서 할 수 있는 동적 스트레칭으로 어떤 것이 좋을까?

어깨가 뭉쳤을 때에는 78쪽에서 소개하는 견갑골 주변의 근육을 풀어주는 동적 스트레칭이 좋다.

또한 다리 부종을 풀어주기 위해서는 96쪽에서 소개하는 프런트 런지와 사이드 런지를 실시하면 하반신의 혈행이 촉진되고 몸이 따뜻해질 것이다.

정적 스트레칭은 운동 후나 취침 전에

그렇다면 정적 스트레칭은 어떤 때에 하면 좋을까?

운동 후에 정적 스트레칭을 하면 근육이 늘어나서 부드러워진다. 근육의 온도가 높아지면 세포의 점성이 낮아져서 쉽게 늘어난다. 따뜻한 물로 목욕을 하는 중이나 목욕을 한 후에도 근육이 부드럽게 늘어나는 것을 느낄 수 있다.

또한 관절이 굳은 사람은 근육이 긴장하고 뭉쳐서 혈액순환이 나빠지는데, 그 주변의 근육을 정적 스트레칭으로 늘려주면 긴장이 풀려 혈액순환이 개선된다.

근육은 수축할 때에 큰 힘을 내기 때문에 운동을 마친 뒤 근육은 잔뜩 수축해 짧아져 있다. 정적 스트레칭으로 그것을 부드럽게 늘려주면 몸이 편안하게 진정(쿨다운)되어 흥분상태가 가라앉는다.

일과를 마치고 잠자리에 들기 전에도 허벅지나 등에 있는 큰 근육을 정적 스트레칭으로 늘려 부드럽게 풀어주면 역시 쿨다운 작용으로 부교감신경이 우위가 된다. 그로 인해 수월하게 잠이 들어 쉽게 피로를 해소할 수 있다.

운동 전이나 일하기 전, 그리고 일하는 중에는 동적 스트레칭을 실시하고, 운동 후나 목욕 후, 그리고 잠자기 전에는 정적 스트레칭을 잘 구분하여 실시하자.

PART 8

건강하게
살을 빼기 위한
운동과 식사

복부나 팔뚝만 날씬하게 만드는 '부분 다이어트'는 가능할까?

'편하게 살을 빼고 싶다'는 것은, 대부분의 여성들이 꿈꾸는 일이다.

여성에게 많은 피하지방형 비만을 해소하기 위해서는 근력 트레이닝과 유산소운동을 꾸준히 해야만 한다고 앞에서 언급했다.

그렇게 수고를 아끼지 않고 시간을 들여서 하기보다는, 빠르고 손쉽게 팔뚝이나 허벅지, 복부의 지방을 없앨 수 있다면 얼마나 좋을까? 생각할지도 모른다.

하지만 그건 그야말로 꿈같은 이야기일 뿐이다.

특정 부위의 지방만을 빼는 '부분 다이어트'가 가능하다면 얼마나 좋을까, 하고 생각하는 사람이 많다. 그런 사람의 심리를 교묘하게 이용하여 부분 다이어트를 다룬 책이나 잡지, 운동 보조기구, 의류 등이 시중에 판매되고 있다.

그 모든 것들이 부분 다이어트의 효과를 뒷받침하는 그럴듯한 이론으로 포장되어 있다. 그러나 결론부터 말하자면, 부분 다이어트는 원리적으로 불가능하다.

온몸의 지방이 에너지로 사용된다

많은 사람들이 살을 빼고 싶은 부위를 부지런히 움직이면 그 부위의 지방을 없앨 수 있다고 생각한다.

또 지방이 붙은 부분을 마사지하거나 주물러 풀어주면 지방을 없앨 수 있다는 설명도 자주 볼 수 있다.

그러나 이것은 옳지 않다.

날씬하게 들어가는 복부를 만들기 위해 복근 운동을 하거나 팔뚝을 가늘게 하려고 팔꿈치를 뒤로 늘리는 운동을 해도 효과는 좋지 않다.

손쉽게 살을 빼고 싶은 마음은 충분히 이해하지만, 부분적으로 살을 뺄 수 없다는 것은 지방이 분해되어 에너지로 사용되는 시스템을 생각하면 이해할 수 있다.

몸 전체에 쌓여 있는 체지방은 분해되어 지방산이 되고, 그것이 혈액 속으로 녹아 들어가 혈관을 통해 에너지를 필요로 하는 근육으로 운반된다. 그리고 지방산이 물과 이산화탄소로 분해되는 과정에서 에너지가 발생한다.

이처럼 운동을 하면 몸에 축적된 체지방이 조금씩 사용되는데, 움직이는 근육에 붙은 지방이 우선적으로 에너지로 쓰이는 것은 아니다.

만일 움직이는 부위의 피하지방이 우선적으로 에너지로 쓰인다면 입 주변은 점점 더 살이 빠질 것이다. 하지만 그런 일은 일어나지 않는다.

복근 운동을 해도 배는 들어가지 않는다

다리를 움직여도 팔을 움직여도 복근 운동을 해도, 원하는 부위의 살을 빼는 부분 다이어트는 실현되지 않는다.

탄탄하고 쏙 들어간 복부를 만들 목적으로 복근 운동을 하는 것은 나쁘지 않다. 분명 복근 운동을 하면 복부의 근육량이 조금씩 증가한다. 그렇게 근육량이 증가하면 신진대사가 활발해진다.

그런데 근육량을 늘릴 목적으로 근력 트레이닝을 한다면 복부보다는 하반신의 근력 트레이닝을 하는 게 훨씬 효율적이다.

앞에서 말했듯이 하반신에는 엉덩이나 허벅지 같은 큰 근육이 있어서 보다 빨리 근육량을 증가시킬 수 있기 때문이다.

다만, 어느 특정 부위에 지방이 잘 붙는다거나 쉽게 없앨 수 있다는 등의 이야기를 자주 듣는다. 그런 까닭에 부분 다이어트를 할 수 있다고 믿는 것이다.

그러나 부분적으로 지방이 쉽게 축적되는 것은 어디까지나 체질에 의한 것이다.

예컨대, 살이 찔 때에 얼굴부터 찌는 사람이 있는가 하면, 복부 주위부터 살이 찌는 사람이 있다.

살이 빠질 때에도 마찬가지이다.

복근 운동은 효율이 나쁘다

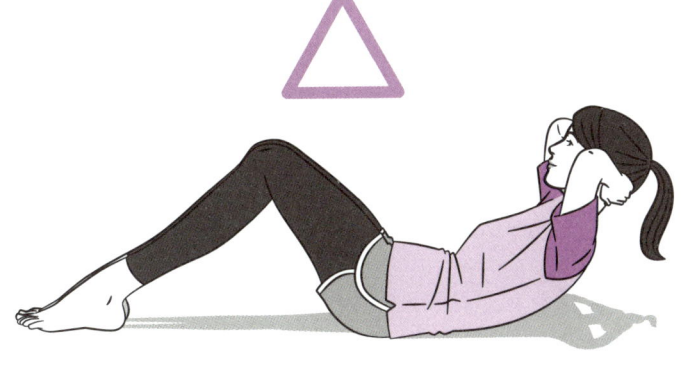

복근 운동으로는 피부 가까이에 있는 작은 근육밖에 단련할 수 없어 그다지 근육량이 증가하지 않는다. 근육량을 효율적으로 늘리기 위해서는 큰 근육이 많은 하반신을 단련하는 것이 바람직하다.

그것은 체질에 따라 정해진 것으로, 아무리 노력한다 해도 달라지지 않는다. 그것이 사람의 개성이다.

따라서 부분 다이어트로 빨리 살을 빼는 것이 아니라, 근력 트레이닝과 유산소운동을 꾸준히 실천하여 건강하게 살을 빼는 것이 가장 중요하다.

근육을 키우기 위해서는
단백질과 당질을!

　부분 다이어트로 빠르고 손쉽게 살을 뺄 수 없다면 식이요법으로 체중을 줄이는 수밖에 없다고 생각하는 사람도 있을 것이다.

　분명 체중이라는 수치에만 집착한다면, 59쪽['거친 식사'나 '단식'으로는 건강해질 수 없다?]에서 소개하는 채식 위주의 '거친 식사'를 하거나 며칠이고 끼니를 거르는 '단식'이 가장 빠르게 살을 빼는 방법일 것이다.

　그러나 이미 말했듯이 채식 위주의 거친 식사나 단식으로는 건강하게 살을 뺄 수 없다. 오히려 건강을 잃을 수 있다.

　건강하게 다이어트를 하기 위해서는 운동과 휴식이 중요하다. 그리고 제대로 운동을 해서 다치지 않는 몸을 만들기 위해서는 영양 공급에도 신경 쓰지 않으면 안 된다.

운동 후 쌓인 피로는 미루지 말고 즉시 풀어준다

필자는 피지컬 트레이너로서 운동선수를 지도할 때 '피로 회복'에 대해서도 충분히 주의하고 신경을 쓴다.

강도 높은 운동을 한 뒤에는 근육 섬유도 작은 손상을 입는다.

손상된 근육을 가능한 한 빨리 회복시키기 위해서는 단백질을 충분히 섭취하는 것이 중요하다.

이렇게 몸을 회복함으로써 피로를 다음 날까지 가져가지 않는다.

장거리 육상선수라면 하루에 체중 1kg당 최대 1.8g의 단백질을 섭취하도록 지도한다. 체중이 50kg인 운동선수라면 90g의 단백질을 섭취하는 것이다.

일반인은 체중 1kg당 최대 1g 정도가 좋다.

이상적으로는, 운동을 마치고 2시간 이내에 고단백질 식사를 하면 수월하게 회복된다.

또한 회복을 목적으로 하지 않더라도 근육량을 늘리기 위해서는 단백질의 섭취가 중요하다.

원래 근력이 부족한 여성이 근력 트레이닝을 하려고 한다면 단백질 위주의 식사도 착실하게 해야 한다.

단백질을 섭취할 때에는 지질의 과잉 섭취에 주의해야 한다. '단백질'이라는 이유로 고기에 너무 의지하면, 조리법에 따라 다르겠지만, 아무래도 다량의 지질을 함께 섭취하게 된다.

육류뿐 아니라 생선이나 콩류, 거기에 달걀이나 유제품 등 동물성 단백질과 식물성 단백질을 균형적으로 섭취하려고 하면 지질의 과잉 섭취를 막을 수 있다.

그리고 가능하다면 하루 세 끼로 나누어 단백질을 균형적으로 섭취하는 것이 좋으니, 예컨대 체중이 60kg이라면 매끼당 20g을 섭취하는 것을 목표로 한다.

아침 식사로 '밥과 된장국, 생선구이, 낫토와 달걀'을 먹으면 대략 20g의 단백질을 섭취할 수 있다.

또한 일반적으로 손바닥만 한 크기의 고기나 생선살로 20g의 단백질을 섭취할 수 있으니, 그것을 기준으로 어림잡아 단백질의 섭취량을 계산하자.

당질도 빠뜨리지 말고 섭취한다

한때 다이어트를 목적으로 당질 제한 식사가 유행한 적이 있다.

확실히, 탄수화물을 비롯한 당질을 제한하면 체지방이 소비되어 체중은 줄어든다.

그러나 당질이라는 것은 사람이 살아가는 데 없어서는 안 되는 영양소이다.

당질은 근육을 움직이기 위한 에너지원이다. 뿐만 아니라 당질은 단백질이 근육에 흡수되도록 촉진하는 작용이 있다.

단백질만 섭취할 때보다 당질과 함께 섭취할 때에 식후 근육의 합성 반응이 약 2배로 증가했다는 연구 보고도 있다.

단, 아무리 단백질이나 당질의 섭취가 중요하다고 해도 그것만을 중점적으로 섭취한다고 좋은 것은 아니다.

어떤 경우이든, 가능한 한 많은 식재료에서 다양한 영양소를 복합적으로 섭취하는 것이 중요하다.

61쪽에서 설명했듯이 단백질, 탄수화물, 지질의 '3대 영양소'는 물론 비타민이나 미네랄을 포함한 '5대 영양소'를 균형적으로 섭취해야 한다.

이들 영양소는 각각 단독으로 역할을 하는 것이 아니라 서로 영향을 주고 보완하면서 일하고 있기 때문이다.

치우친 영양 섭취로는 건강한 몸을 만들 수 없다. 다이어트를 목적으로 식사량을 줄이는 것이 아니라 어떻게 먹으면 균형 잡힌 식사를 할 수 있을지를 생각하자.

PART 9

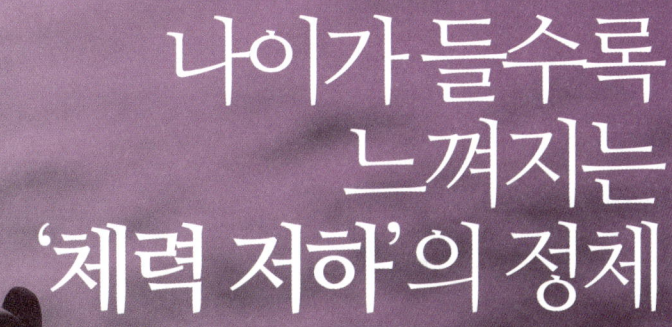

나이가 들수록 느껴지는 '체력 저하'의 정체

편한 생활로 인해 체력이 저하되는 악순환에서 벗어나자

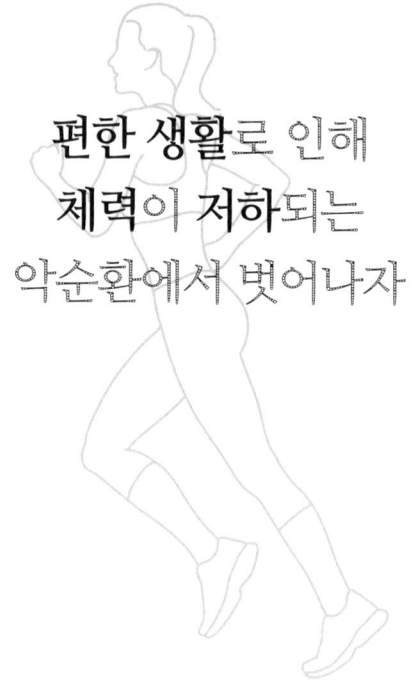

사람은 누구나 나이가 들수록 신체 기능이 떨어진다.

평소처럼 전철을 타고 회사에 출근했다가 다시 전철을 타고 집에 돌아오는 것만으로도 어쩐지 몸이 무겁고 쉽게 피로해진다고 느낄 수 있다. 그런 일로 '체력 저하'를 자각하는 사람이 많다.

체력이 약해졌다고 느끼는 사람은 이후에는 가능하면 피곤하지 않은 방법으로 행동하려고 한다. 웬만하면 계단으로 다니지 않는다거나, 걸어서 10분 거리도 택시로 이동한다거나, 장 보는 일도 인터넷 쇼핑으로 한다거나.

사실 요즘 같은 편리한 세상에서는 일상의 활동량이 줄어들어, 그것이 체력이나 근력의 쇠퇴로 이어지고 있다.

일상의 활동량이 줄어들면 필연적으로 근육을 사용할 기회가 줄어들게 된다. 그러면 혈행도 활발하지 않게 되고 근력이 쇠약해져서 더욱 쉽게 피로해진다. 이 악순환에 빠지면 체력이 더욱 빠르게 약해진다.

체력이란 근력, 심폐지구력, 근육의 유연성

일상생활에서 흔히 말하는 '체력'이란 무엇일까?

체력은 '근력'과 '심폐지구력' 그리고 '근육의 유연성' 등을 합친 종합력이라고 할 수 있다.

체력이 있는 상태에서는 근육을 지속적으로 움직여 힘을 내기 위해 심폐기능이 효율적으로 기능하여 많은 양의 산소를 체내에 받아들일 수 있다.

거기에 더하여, 운동 후 스트레칭으로 근육에 적절한 유연성을 갖추는 것도 중요하다. 운동 후에 근육이 딱딱하게 굳은 채로 두면 쉽게 피로를 느끼게 된다.

몸을 움직이면, 즉 근육을 사용하면 혈행이 촉진된다. 그러면 필요한 영양이나 산소가 온몸 구석구석까지 골고루 전달된다. 또한 대사로 만들어진 노폐물의 배출도 촉진되어 몸 전체의 건강으로 이어진다.

그렇다면 체력을 유지하거나 또는 저하된 체력을 회복시키기 위해서는 어떻게 하면 좋을까?

체력을 유지하기 위해서는 어느 정도로 피로한 일을 하는지가 중요하다. 우선 생활 속에서 편해지려는 것을 그만두고, 적극적으로 몸을 움직이도록 하자. 그리고 나서 운동을 하여 근육에 일상생활 이상의 자극을 주는 것이 효과적이다.

예를 들어, 고작 한 층을 오르내리는 데에도 계단으로 다니지 않고 엘리베이터나 에스컬레이터를 이용하는 사람을 흔히 볼 수 있다. 그래서는 체력은 저하될 따름이다.

일본의 경우, 기업이나 지방자치단체에서는 에너지 절약과 건강을 위해 '2업 3다운'을 장려하는 곳도 있다. 이 말은, 두 층을 오르거나 세 층을 내려가는 데에는 엘리베이터 말고 계단을 이용하자는 뜻이다.

필자는 여기서 더 나아가 위아래로 네 층 정도 오르내리는 데에는 계단을 이용할 것을 추천한다. 계단을 오를 때에는 발바닥에 확실하게 체중을 실어서 하나하나 오르는 것이 좋다. 그러면 엉덩이의 근육군에 자극이 확실히 전해져서 단련되기 때문이다. 이런 식으로 계단을 이용하면 한 층을 오르내려도 그 나름대로 자극이 된다.

또한 평소에 지하철역이나 사무실 등에서 계단을 이용하는 습관을 몸에 익힌다면, 비록 1회의 자극은 적어도 반복하는 동안에 효과를 기대할 수 있다.

나이가 들수록 쇠약해지는 하반신을 자동 근력 트레이닝으로 단련하자

원래 일상의 활동량이 너무 적어 극단적인 운동 부족에 빠져 있는 사람은 계단을 이용하는 습관을 통해 조금씩 체력을 회복할 수 있다.

그러나 시간이 지나서 계단을 이용하는 것이 자신의 몸에 익숙해지면 그것만으로는 충분하지 않게 된다. 일상생활 속에서 근육에 자극을 주고 단련하는 것은, 필요한 최소한의 근력을 유지하는 것이다.

따라서 건강을 위해서는 근육에 일상생활 이상의 자극을 가해야 하고, 그러기 위해서는 자신의 체중을 부하로 한 '자동 근력 트레이닝'을 도입한다.

특히 나이가 들면 큰 근육이 집중되어 있는 하반신이 약해지기 때문에 30쪽에서 소개하는 하반신을 위한 근력 트레이닝을 추천한다.

그렇다면 근력 이외에 심폐지구력이나 근육의 유연성을 높이기 위해서는 어떻게 하면 좋을까?

심폐지구력을 높이기 위해서는 먼저 일상생활에서 적극적으로 걷자. 도보 15분 이내의 거리라면 '반드시 걸어간다'는 규칙을 정해두는 것도 좋을 것이다.

그리고 발을 앞으로 내딛을 때에 발바닥 전체로 바닥을 딛고 뒤로 차듯이 앞으로 나아간다는 것을 의식하자.

물론 워킹과 조깅 등의 유산소운동도 매우 효과적이다. 빨리 걷기와 평소의 일반 걷기를 번갈아 하는 '인터벌 속보'도 추천한다. 부하가 다른 운동을 번갈아 반복하면 심폐기능을 향상시키는 데 도움이 된다.

운동량이 부족한 사람은 워킹이나 가벼운 조깅부터 시작하여 조금씩 운동 부하를 높여가면 무리하지 않고 심폐지구력을 키워나갈 수 있다.

그리고 자동 근력 트레이닝이나 유산소운동을 한 후에 정적 스트레칭을 하면 근육의 유연성을 높일 수 있다. 근육을 단련하는 것처럼, 반동을 이용하지 말고 천천히 근육을 늘려준다.

허벅지 앞쪽과 뒤쪽, 엉덩이, 종아리, 정강이 등 하반신 근육 중에서 특히 딱딱하게 굳은 부분을 중점적으로 실시하는 것이 좋다.

나이가 들면 근육의 유연성이 저하되고 관절의 가동역도 좁아진다. 그러면 몸을 움직이기 어려워져 평소의 동작도 작아지고 일상의 활동량도 떨어진다.

그것도 체력 저하의 한 가지 원인일 것이다.

목욕 후 몸이 따뜻해졌을 때나 잠자기 전에 스트레칭을 하면 근육의 유연성이 높아지는 동시에 수월하게 잠에 빠져든다. 그러니 운동하지 않은 날에도 정적 스트레칭을 하면 좋다.

생각대로 몸이 움직이지 않는다⋯ 나이가 들면 약해지는 '교치성'

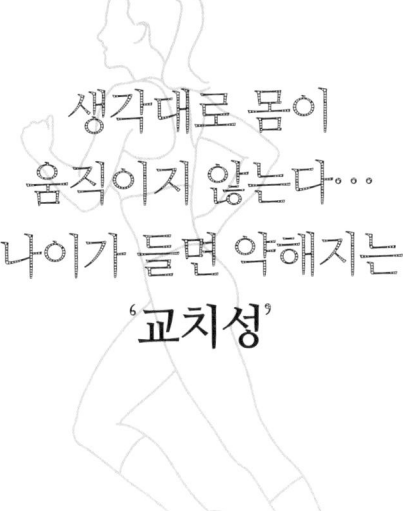

사람은 누구나 나이가 들면서 몸의 움직임이 나빠진다.

예를 들어, 아무것도 없는 곳에서 발이 걸려 넘어지거나 계단을 오르내릴 때 균형을 잃을 뻔하거나 거스름돈을 받을 때 동전을 떨어뜨리는 일이 벌어지기도 한다.

발이 걸려 넘어지면 '다리 근육이 약해졌나?'라고 생각할지 모른다. 하지만 그것뿐만이 아니다.

머릿속에서 떠올린 대로 몸을 움직이는 '교치성'이라 불리는 능력의 문제이기도 하다.

몸을 움직일 때에는, 머릿속에 그려낸 이미지를 실현하기 위해 뇌가 지령을 내리고 근육이 움직여 하나의 동작을 완성한다. 그런데 나이가 들면 이 일련의 기능이 저하되어 몸이 생각한 것처럼 매끄럽게 움직이지 않는다.

결국 교치성에는 신경계의 전달력도 크게 관련되어 있다.

어린 시절부터 만들기나 그리기를 잘하는 사람이 있다. 손가락을 잘 움직여서 머릿속에 떠올린 이미지를 구체적으로 표현하는 데에도 교치성이 필요하다. 손재주가 있다는 것은 신경계의 전달이 원활히 이뤄지고 있다는 것을 의미한다.

나이가 들면 손으로 섬세한 작업을 하는 것도 힘들어진다. 이것은 교치성이 약화되었기 때문이라고 할 수 있다.

뇌와 신경전달계를 단련하는 것도 운동이다!

머릿속에 떠올린 이미지대로 몸을 움직일 수 없어 서기나 걷기 등 일상의 기본적인 동작에도 지장이 생긴다면 큰 문제가 아닐 수 없다.

교치성의 퇴화는 어떻게 막을 수 있을까?

사실 걷거나 계단을 오르내리거나 하는 평소의 동작을 하기 위해서도 뇌는 엄청난 양의 정보를 처리하고 있다. 그런 동작들 가운데 가장 큰 일은 균형을 잃지 않고 한쪽 다리로 서 있는 것이다.

균형을 유지하기 위해서는 시각, 발바닥의 감각, 근육에서 들어오는 정보와 반고리관에서 들어오는 정보를 소뇌에서 처리하고 대뇌에서 골격근을 움직이기 위한 지령을 내려야 한다.

불안정한 자세에서 안정을 되찾기 위해 근육을 움직인 이후에도, 소뇌가 정보를 확인하고 잘되지 않았다면 다시 대뇌에서 수정 지시를 내린다. 이런 일련의 운동을 의학적으로는 '협조운동'이라고 한다.

걷는다는 동작조차도 소뇌와 대뇌에서 수많은 정보가 순간적으로 연계되어 처리된 결과인 것이다. 고령이 되면 이러한 신경전달계가 쇠퇴하여 교치성이 저하된다.

근육이 쇠약해졌다면 얼마든지 근력 트레이닝으로 근육을 단련할 수 있다. 한편, 뇌와 신경전달계의 쇠퇴를 방지하는 데에도 역시 꾸준한 운동이 좋다.

뇌를 단련한다고 하면, 얼핏 퍼즐 같은 것을 떠올릴지도 모르지만, 교치성의 쇠퇴를 예방하려면 **운동을 통해 뇌가 많은 양의 정보를 처리하고 그것을 신경계가 근육에 전달하도록 하는 일을 반복하는 것**이 중요하다.

적극적으로 걷고 달리거나 집 안에서 한 발로 서기를 하면 교치성을 유지하는 데 도움이 된다. 즉, 일부러 몸이 불안정한 상태를 만드는 것이 중요하다.

몸이 불안정해지는 상태를 만들기 위해 추천하는 방법이 밸런스볼을 이용하는 운동이다. 근력 트레이닝이라면 한 발을 앞으로 내딛어 체중을 싣는 '**프런트 런지**'와 같은 운동으로 몸이 불안정한 상태가 되기 때문에 교치성을 키우는 데에는 안성맞춤이다.

또한 머신 트레이닝처럼 몸을 안정시킨 상태에서 하는 근력 트레이닝보다, 자신의 체중을 이용하는 트레이닝이 교치성을 키우는 데 도움이 된다.

유소년기에 익힌 교치성은 약해지지 않는다

나이가 들수록 교치성이 약해지는 것은 문제이지만, 더 큰 문제는 요즘 아이들의 교치성이 매우 저하되어 있다는 점이다.

사실 교치성은 유소년기에 가장 크게 발달한다. 특히 '황금기'로 불리는 것이 6세부터 12세까지이다. 바로 이 시기가 신경계가 가장 발달하는 때이다.

여기에 덧붙여, 12세부터는 심폐기능이 크게 발달하기 시작하고, 16~17세부터는 근력이 발달하기 시작한다.

옛날에는 나무를 타거나 놀이터의 정글짐을 오르면서 자연스레 교치성을 몸에 익혔다. 특히 정글짐은 교치성을 키우는 데 안성맞춤이다. 오르내리거나 몸을 숙여 빠져나올 때 '어디로 빠져나가면 가장 빨리 목적지에 도착할 수 있을까?'를 생각함으로써 교치성을 키운다.

몸을 능숙하게 움직이는 능력은 신경세포와 신경세포가 연결됨으로써 발달한다. 그리고 어린 시절에 만들어진 신경의 연결은 어른이 되어서도 계속 남는다. 일단 자전거 타는 법을 몸으로 익히면 한동안 자전거를 타지 않았더라도 다시 자전거에 오르면 곧바로 균형을 잡고 탈 수 있는 것도 그 때문이다.

유소년기에 교치성이 길러지면 생각한 대로 몸을 움직일 수 있어서, 그 뒤에 운동을 시작할 때도 손쉽게 기술을 습득할 수 있다.

그러나 최근에는 밖에서 노는 일이 적어진 탓에 어린아이의 교치성이 저하되고, 그대로 어른이 된다면 이후 교치성의 저하로 이어지게 된다.

철봉에 거꾸로 매달리지 못하는 아이가 증가하는 것은, 사실은 그 부모도 할 수 없어서 가르치지 못하는 것이다.

그렇다면 유소년기에 교치성을 기르지 못한 사람은 운동을 잘하지 못하는 것일까? 그렇지는 않다.

이제까지 경험해본 적 없는 사람이 40세가 넘어서 골프나 테니스를 시작하는 경우, 처음에는 신체 움직임이 어색하고 생각처럼 매끄럽게 이루어지지 않지만, 반복해서 연습하는 동안에 빠르고 부드러운 동작으로 경기를 할 수 있게 된다. 프로 운동선수만큼 뛰어나지는 않더라도 얼마든지 교치성을 높일 수 있다.

마흔이 넘어서라도 교치성을 유지하기 위해 운동할 뿐 아니라, 운동을 통해 교치성을 한층 더 높일 수 있는 것이다.

'이제 나이를 먹었으니까' 하며 포기하는 것이 아니라, 가능한 한 몸을 움직여서 건강한 상태를 유지해 나가자.

PART 10

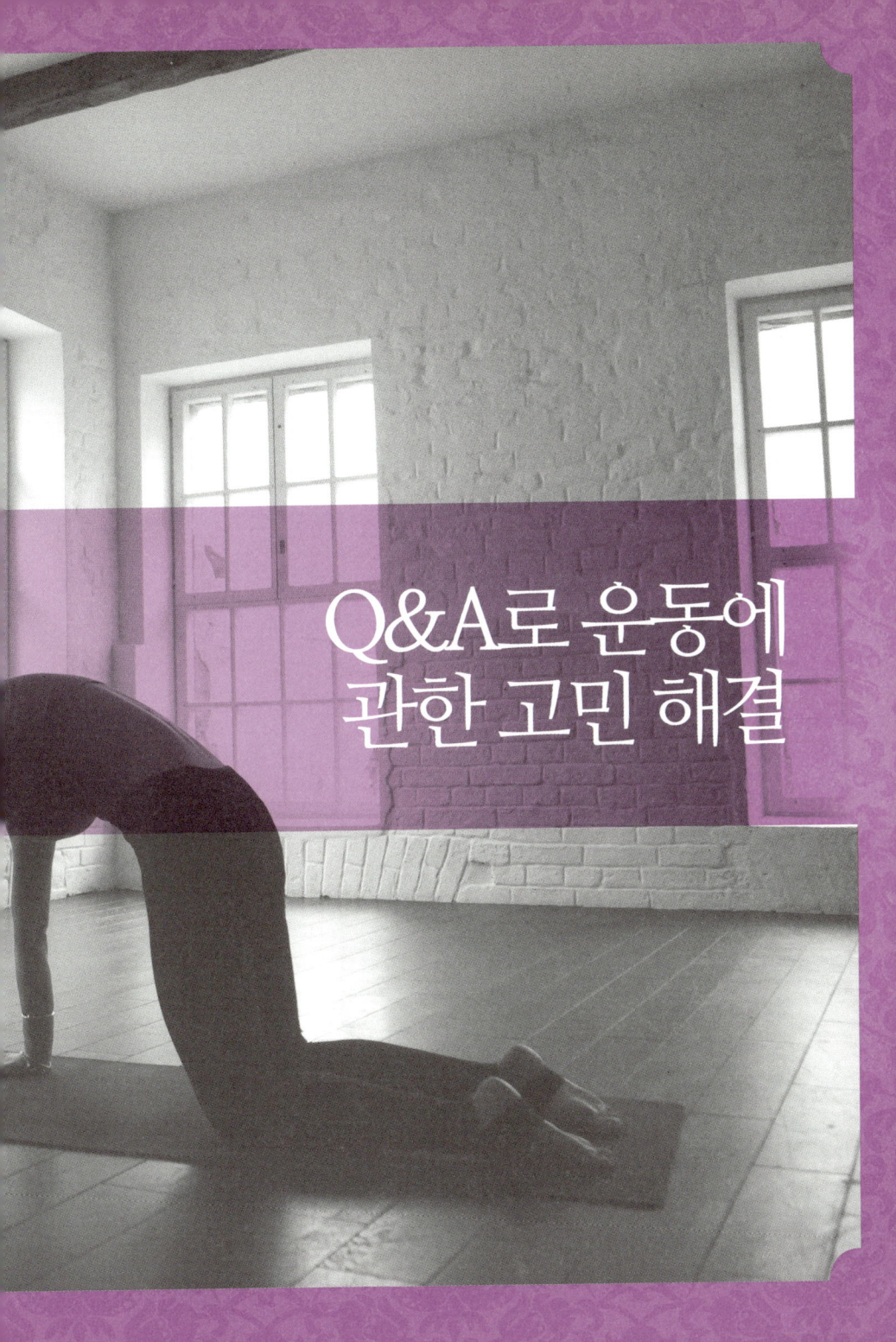

Q&A로 운동에 관한 고민 해결

 근육을 키우는 것이 건강에 좋은 것은 알고 있지만, 근력 트레이닝을 하면 다리가 굵어지지 않나요?

A 굵어지지 않습니다. 안심하고 근력 트레이닝에 힘써 주세요.

많은 여성들이 이 같은 질문을 한다. 누구든지 자신이 뚱뚱해지는 걸 원치 않는다.

그러나 안심하길 바란다. 대부분의 여성은 근력 트레이닝을 해도 근육이 굵어지지 않는다.

트레이닝에 의해 근육 섬유가 굵어지는 것을 '근비대'라고 하는데, 여성은 남성에 비해 근비대가 일어나기 어렵다.

왜냐하면, 남성호르몬의 양이 적기 때문이다.

남성호르몬은 소위 '근육의 설계도'와 같아서, 이것이 없으면 좀처럼 근비대가 일어나지 않는다.

단, 근력 트레이닝을 하면 근육이 '물집'처럼 빵빵하게 부풀어 오른다. 이 상태를 '펌프업'이라고 한다.

펌프업이 되면 다리가 굵어졌다고 느끼는 사람도 있지만, 이것은 일시적으로 혈액 등의 수분이 모인 것이므로 곧 해소된다.

너무 신경 쓰지 말고 근력 트레이닝에 힘을 쏟자.

Q 건강을 위해 한 정거장 전에서 내려 걷고 있는데, 안 하는 것 보다는 낫겠죠?

A 한 정거장 미리 내려서 걷는다고 해도 운동이 되지 않습니다. 오히려 '한 정거장을 걷고 있으니 나는 운동하고 있다'고 생각하여 다른 운동을 하지 않게 될까 봐 걱정입니다.

TV를 비롯한 대중매체에서 '한 정거장 전에 내려서 걷기' 건강법이 자주 소개된다. 그 때문인지 "운동하고 있습니까?"라고 물으면 "한 정거장 미리 내려서 걷고 있습니다"라고 답하는 사람이 많다.

그러나 41쪽에서 소개한 '과부하의 원칙'으로 보면, 그저 평소처럼 걷는 것만으로는 운동이 되지 않는다. 일상생활과 다름없는 부하라면 근육에 그다지 자극을 주지 않기 때문이다.

게다가 도시의 경우, 한 정거장은 거리상 그리 멀지 않다. 그렇다면 더더욱 운동이 되지 않는다.

'그렇다고 해도 안 하는 것보다는 낫다'고 생각하는 사람도 있을지 모르지만, 필자가 걱정하는 것은 '한 정거장 미리 내려서 걷고 있으니 자신은 운동하고 있다'고 착각하는 것이다. 그 정도를 운동으로 생각하지 말고, 반드시 따로 운동하는 시간을 내자.

만일 출퇴근 중 한 정거장 전에 내려서 걷는 것을 운동으로 만들고 싶다면, 워킹화로 갈아 신고 숨이 찰 정도로 빠르게 걷거나 걷는 코스에 오르막길이나 육교 계단을 도입하여 부하를 높일 필요가 있다.

이 정도의 워킹이라면 운동이 된다고 볼 수 있다.

 **운동을 하면 지치고 피곤해져서 싫습니다. 피곤하지 않은 운동은 없나요?**

Ⓐ 운동하면 피곤하지만, 그렇기에 건강을 유지할 수 있습니다. 피곤해지는 운동을 합시다.

운동하고 싶지 않다고 말하는 사람에게 그 이유를 물으면 '피곤해서 하기 싫다'는 답이 돌아오기도 한다.

하지만 그런 사람일수록 운동으로 몸을 피곤하게 만들 필요가 있다.

미국 스포츠의학회(ACSM)는 얼마나 운동하면 건강에 좋은지를 지침으로 내놓았다.

1978년의 지침에서는 '중~고강도의 유산소운동을 1회에 20~60분, 주에 3~5회를 실시하는 것이 좋다'고 되어 있다. 그런데 2007년에 갱신된 지침에서는 '중~고강도 신체 운동을 최소한 주 5일 할 것을 권장한다'고 바뀌었다.

30년이 지나서 더 많이 운동하지 않으면 건강할 수 없다고 말하게 된 이유는, 세상이 편리해지고 일상생활 속에서 신체 활동량이 감소한 것이 한 가지 원인일 것이다.

하루 중 걸어서 이동하는 거리가 짧아지고, 바로 근처에 있는 편의점까지 차를 몰고 가거나 쇼핑도 온라인으로 해결하여 외출하는 기회가 대폭 줄어들었다.

이런 세상에서 의식적으로 운동하여 육체적으로 피로하게 만들지 않는다면 오히려 건강을 해칠 위험이 높아진다.

운동으로 인한 피로감이 싫다면 자신이 즐겁게 할 수 있는 운동을 찾아보자.

Q 운동하고 싶어도 무릎이 아파서 운동을 할 수 없어요. 어떻게 하면 좋을까요?

A 적절한 운동으로 무릎 통증을 없앨 수 있어요. 근력을 키워서 무릎관절을 지킵시다.

나이가 들어 무릎 통증이 생기는 원인은 대부분 '변형성 무릎관절증'이다.

무릎관절에서 쿠션 역할을 하는 연골이 조금씩 닳아 그 찌꺼기가 쌓여서 염증을 일으키면 무릎 통증이 생긴다. 이것이 심해져서 연골이 닳아 뼈가 노출되면, 뼈끼리 서로 닿아 강한 통증이 발생하는 것이다.

무릎이 아프면 운동해서는 안 된다고 생각할 수도 있지만, 무릎에 부담이 가지 않도록 운동하면 오히려 염증이 가라앉아 통증이 줄어드는 효과를 기대할 수 있다.

의자에 앉은 상태에서 한쪽 무릎을 굽혔다 펴는 체조가 좋다.

또한 여성의 경우에는 젊은 사람이라도 운동할 때 무릎에 통증이 생길 수 있다.

근력이 약하면 관절에 가해지는 충격이 충분히 흡수되지 않아 무릎에 부담이 커진다.

무릎에 통증이 생기지 않도록 근력 트레이닝을 하여 무릎 근력을 키우자.

단, 운동을 할 수 없을 만큼 변형성 무릎관절증이 심한 경우에는 충분히 주의하고 의사의 지시를 따른다.

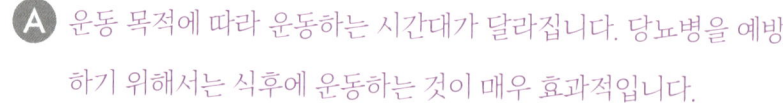

 운동 목적에 따라 운동하는 시간대가 달라집니다. 당뇨병을 예방하기 위해서는 식후에 운동하는 것이 매우 효과적입니다.

'식후에 운동하지 않는 편이 좋다'고 생각하는 사람이 의외로 많다.

학창 시절 운동부 활동으로 합숙 훈련을 했던 경험이 있는 사람은 점심 식사를 마친 뒤에는 운동을 하지 않고 휴식 시간을 가졌던 것을 기억할 것이다.

식사 직후에는 몸이 음식을 소화·흡수하는 데 온 힘을 기울이기 때문에 운동을 해도 그다지 성과를 올릴 수 없다. 그러니 일반적으로 식후 1~2시간은 운동을 피하는 것이 무난하다.

그러나 운동하는 목적에 따라서는 식후에 운동하는 게 효과적인 경우도 있다. 이를테면, 당뇨병 예방이다.

당뇨병을 예방하기 위해서는 하루의 혈당값 변동을 작게 만드는 것이 중요하다.

혈액 중 포도당 농도(혈당값)가 오르면 혈관에 부담이 가해지고, 그것이 쌓이고 쌓여서 여러 가지 합병증을 일으키기 때문이다.

식사를 하면 혈당값이 높아진다. 혈당값이 절정에 도달하는 것은 식후 1시간 이내이므로, 식후 1시간 이내에 운동하여 혈액 중 포도당을 소모하면 혈당값을 낮출 수 있다.

건강검진에서 혈당값이 높게 나와 당뇨병이 걱정되는 사람은 식후에 운동을 하면 당뇨병을 예방할 수 있다.

| 참고문헌 |

ACOG Committee Opinion No. 650: Physical Activity and Exercise During Pregnancy and the Postpartum Period. Obstet Gynecol. 2015. 126(6): p. e135-42

Daniela Guarino, Monica Nannipieri, Giorgio Iervasi, Stefano Taddei, Rosa Maria Bruno. The Role of the Autonomic Nervous System in the Pathophysiology of Obesity. Front Physiol. 2017.8:665

Goto K1, Ishii N Sugihara S, Yoshioka T, Takamatsu K., Effects of resistance exercise on lipolysis during Subsequent submaximal exercise. Med Sci Sports Exerc. 2007 Feb;39(2):308-15.

Michelle Brasure Priyanka Desai, Heather Davilla, Vistoria A. Nelson, CollinCalvert, Eric Jukowitz, Mary Butler, Howrd A. Fink, Edwaed Ratner, Laura S. Hemmy, J. Riley McCarten, Terry R. Barclay, Robert L. Kane. Physical Activity Interventions in Preventing Cognitive Decline Alzheimer-Type Dementia. Ann Intern Med. 2018;168(1):30-38

Volpi E1, Mittendorger B, Rasmussen BB, Wolfe RR., The response of muscle protein anabolism to combined hyperaninoacidemia and glucose-induced hyperinsulinemia is impaired in the elderly. J Clin Endocrino Metab. 2000Dec;85(12):4481-90.

Yoshimura N1, Muraki S, Oka H, Mabuchi A, En-Yo Y, Yoshida M, Saika A, Yoshida H, Suzuki, T, Yamamoto S, Ishibashi H, Kawaguchi H, Nakamura K, Akune T., Prevalence of knee osteoarthritis, lumbar spondylosis, and osteoporosis in Japanese men and women: the research on osteoarthritis/osteporesis against disability study. J Bone Minter Metab. 2009;27(5):620-8.

오가와 도모히로. 하지정맥류의 역학 · 치료법의 역사. 일본의사신보. 2016;4824:24-27

사사즈키 시즈카. 암의 위험 · 예방 요인-세계와 일본-. Nippon Rinsho. 2017;75(8):78-83

사토 도모코. 갱년기 장애 치료법의 선택 한방 and/or HRT, 에쿠올. 산부인과 한방 연구의 행방. 2018;35:19-23

미야케 히데히코, 카와바타 이쿠노, 나카이 아키히토. 임신 중의 스포츠활동 임신부 스포츠의 안전관리기준. 일본임상스포츠의학회지, 2010;18(2):216-218.

《국민건강 · 영양조사》 후생노동성(2017년)

《국민생활기초조사》 후생노동성(2016년)

《EBM 스포츠의학》 미야나가 유타카 감수 (서촌서점)

《워킹 북》 미야시타 미츠마사 (BOOK HOUSE HD)

《운동처방의 지침 원서 제7판》 (남강당)

《운동처방의 지침 원서 제8판》 (남강당)

《어깨결림 · 경부통 Clinical Practice》 나카무라 코조 편집 (중산서점)

《환자의 부종, 잘 보고 있습니까?》 마츠오 히로시 편집 (일본의사신보사)

《갱년기 의료 가이드북》 일본갱년기의학회편 (금원출판 주식회사)

《골다공증의 예방과 치료 가이드라인 2015년판》 골다공증의 예방과 치료 가이드라인 작성위원회 편집 (라이프사이언스출판 주식회사)

《골다공증의 매니지먼트》 마츠모토 토시오 편집 (의약저널사)

《최신판 고민하지 말고 말끔히 해소! 그게 갱년기인걸 치료편》 요시카타 히로미 (주부의 친구사)

《유연성의 과학》 마이클 J. 올터 (대수관서점)

《식욕의 과학》 사쿠라이 다케시 (강담사 블루북스)

《전문의가 고친다! 자율신경실조증》 구보키 도미후사 감수 (고교서점)

《운동기능저하 증후군의 모든 것》 나카무라 코조, 다나카 사카에: 감수 오에 다카시, 구즈야 마사후미, 호시노 유이치 편집 일본의사회 발행 (진단과 치료사)